Widmung

Dir und Deinem Potenzial gewidmet.
Deiner kraftvollen Gegenwart,
Deiner kraftvollen Zukunft
..und Deinen Kindern,
die davon profitieren werden.

Bislang in der Alleinerziehend-KlasseMami-Serie-erschienen:

„Hol Dir Dein Leben zurück!"
Wie ich mir und meinem Kind ein glückliches, soziales und unabhängiges Leben erschuf.. und wie Du das auch schaffen kannst!
http://www.Alleinerziehend-KlasseMami.de/hol-dir-dein-leben-zurueck-vk-text

„Sei fit und attraktiv!"
Wie Du aus der Erschöpfung kommst.. und dabei unverschämt gut aussiehst!

Alleinerziehend *Klasse Mami*

Sei *Fit* und *Attraktiv!*

FRAUKE SCHMIDT

ISBN-13: 978-1511845533

Inhaltsverzeichnis:

Sei *Fit* und *Attraktiv!*

Deine Boni zum Buch!

- Tagescheckliste (Mach Dein Kreuz und „get fit“!)
- Deine „fit und attraktiv“-Tabelle basischer und saurer Lebensmittel - im Buch, aber auch noch mal zum Ausdrucken als Pdf!
- Videobonus - Übungen von mir vorgemacht, damit Du Deinen Sport richtig machst

Hier kannst Du Dir Deine Boni downloaden:
www.Alleinerziehend-KlasseMami.de/sei-fit-Boni

Einleitung

Fit und attraktiv als Alleinerziehende? Nein, das ist kein Mythos, sondern machbare Realität!

Gerade als alleinerziehende Mami ist es unendlich wichtig, gesund zu sein und Kraft zu haben, um im Alltag klar-zu-kommen und für Dich und Deine Kinder eine Zukunft gestalten zu können. Du wirst hier wundervolle Infos bekommen. Vielleicht sogar die besten zu diesem Thema.

Entscheidend ist aber, **dass Du sie umsetzt**. Schwer oder zeitintensiv sind sie nicht, nur neu. Und deshalb sind sie perfekt für jede Single-Mama geeignet, die endlich wieder so kraftvoll und strahlend sein möchte wie noch vor ihrer großen und herausfordernden Situation.
Den meisten dürfte allerdings auffallen, dass sie nach diesem Programm ein Potenzial freigeschaufelt haben, welches sie vorher überhaupt noch gar nicht kannten, oder jemals wussten, dass es diese Lebensqualität für sie gibt.

Ich weiß wovon ich spreche, denn ich bin selbst eine junge alleinerziehende Mama, mit all den Herausforderungen und Alltagsgeschehen, die Dir selbst bekannt sein dürften. Und ich sage Dir - für uns ist Unglaubliches möglich!

Dieses Buch richtet sich nach meiner **Kombi-Pyramide** (der ASE-Pyramide) und bringt, bei der Kombination aller drei Ecken, optimale Ergebnisse: dem Verhalten im Alltag, der speziellen Ernährung und dem perfekten Single-Mama-Sport.

Mit meiner Kombi-Pyramide für Single-Mamas ist dies und noch mehr möglich!

Ich lebe selbst seit Jahren nach einer bestimmten Kombination, die mich widerstandsfähig, fit, schlank und attraktiv hält. Trotz Anforderungen, Belastungen und Herausforderungen eines Alleinerziehenden-Alltags.

Die ASE-Pyramide

A - Alltag
S - spezieller Sport
E - spezielle Ernährung

Alltag

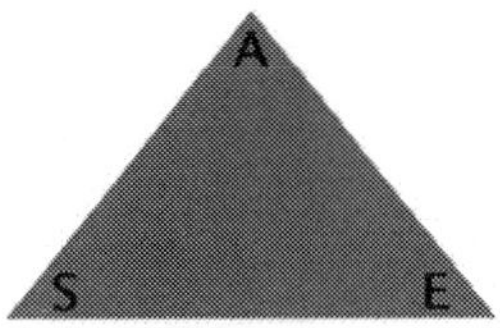

spezieller und
hoch effektiver „Single-Mama-Sport"
- bestehend aus nur 3 Übungen

spezielle und
hoch effektive Ernährung
- bestehend aus nur 3 Schritten

Mit diesem weiteren Programm der Alleinerziehend-KlasseMami-Serie hast Du wieder einen Schlüssel in der Hand, den die meisten am liebsten in ihrer Hand haben würden.
Glückwunsch! Denn ich ging die Schritte in diesem Buch selbst und konnte es kaum erwarten, den nächsten zu gehen, so gut waren und sind sie für mich und mein Leben. Und für viele andere ebenso.

Und was befugt mich (als Trainerin für Alleinerziehende) jetzt auch noch ein Buch für Alleinerziehende zu schreiben, das von Gesundheit, Kraft und Ernährung handelt?

Ich bin ausgebildete Ernährungsberaterin nach Dr. M. O. Bruker und habe mich in der ernährungswissenschaftlichen Tiefe des berühmten Ernährungspioniers Dr. Robert O. Young aus den Vereinigten Staaten weitergebildet.

Ebenfalls habe ich eine 2-jährige Ausbildung als Kosmetikerin am Cosmetic College Dr. Rimpler absolviert und habe für dieses Buch, gemeinsam mit einem fachlichen Experten, eine Vielzahl von Sportübungen auf die wesentlichsten heruntergebrochen (genaugenommen drei Stück) sowie diese noch einmal vereinfacht, ohne die Effektivität dabei zu kürzen.

Schon als Teenager reiste ich regelmäßig im Sommer mit meiner Mutter in die Südstaaten Kaliforniens, um mich auf dem ernährunswissenschaftlichen Gebiet ausbilden zu lassen.
Andere verbrachten ihre Sommer im Freibad oder zumindest im Familienurlaub in der Nähe ihrer Heimat.
Ich hatte das Privileg, schon früh meine Mutter zu diesen Zeiten nach Übersee begleiten zu können, um dort neuartige Forschungen und Erkenntnisse übermittelt zu bekommen.

Außerdem beweise ich seit langer Zeit mit meinem eigenen Leben als Single-Mama, dass es möglich ist, Kraft, Schönheit und Fitness sein Eigen nennen zu dürfen.

Im Alter von 24 Jahren verließ mich der werdende Vater meines Kindes, weil er zu diesem Zeitpunkt noch kein Kind wollte. Und ich gründete kurz nach der Geburt meines Kindes meine erste Firma. Während der Schwangerschaft hatte ich die Kraft, mein erstes eigenes Produkt zu kreieren, um es dann im Selbst-Marketing kurze Zeit später erfolgreich auf den Markt zu bringen.

Mein Kind und ich erfreuen uns bester Gesundheit, Klarheit und Lebensfreude. Das alles ist Resultat meiner gewählten Lebens- und Alltagsweise.

Ich will, dass Du das auch alles haben kannst.. wenn Du anfängst Verantwortung für Dich in Deinem Alltag zu übernehmen. Mit diesem Band der KlasseMami-Serie ist es möglich!

Du kannst es Dir nicht leisten, als Alleinerziehende kraftlos und müde durch die Gegend zu gehen, krank zu werden, Dich nicht um Dein Kind kümmern zu können und am aller-schlimmsten: so mit dem Abmühen des Alltagsgeschehens beschäftigt zu sein, dass jeder Tag nur noch mit Anstrengung gefüllt ist und Du Deine kostbare Zeit/Zukunft weder planen noch angehen kannst!

Ich habe mit denselben Herausforderungen wie Du zu kämpfen. Jeden Tag! Aber ich hake das mittlerweile viel gelassener und vor allem schneller ab. Weil ich gesund bin. Weil ich Kraft habe. Und weil ich die meiste Zeit in meiner körperlichen (und somit auch psychischen) Balance bin.

So habe ich Zeit für die Umsetzung unserer Zukunftsvisionen und auch noch zum Genießen!

Wir alle haben dieselben 24 Stunden am Tag zur Verfügung. Aber die meisten leben diese 24 Stunden NICHT in ihrem vollen Potenzial, welches sie nutzen könnten.
Die meisten mühen sich in diesen 24 Stunden ab und haben keine Zeit für das wirkliche, für das richtig gute Leben..

Das kannst Du ab jetzt ändern! Nutze unsere heutigen Möglichkeiten. Sie sind da! Integriere sie auf ganz natürliche und undramatische Art und Weise in Deinen Alltag und lebe ab jetzt Dein volles Potenzial aus!
Du sollst und darfst als alleinerziehende Mama fit und energiegeladen sein, dabei auch noch gut aussehen und das jeden Tag!

Ich hoffe, Dir mit diesem weiteren Buch nicht nur den Weg dazu geben zu können, sondern vielmehr hoffe ich, dass Du ihn umsetzt! Für Dich, für Dein Kind und für eure bessere Gegenwart und Zukunft.

Was erwartet Dich in diesem Buch genau:

- Den größten und wertvollsten Teil dieses Buches deckt eine bestimmte Ernährungsweise ab, die die wenigsten kennen und praktizieren.

  All die Bekannten, Gesunden und Schönen, die dies bis ins hohe Alter sind, leben nach dieser oder ziemlich ähnlicher Ernährungsweise.
  Sie ist hoch effektiv und die, die sie nutzen, sehen auch im Alter noch jung aus und strotzen nur so vor Energie.

  Eine Ernährungsweise, die perfekt für uns Alleinerziehende ist, weil sie uns Kraft, psychische Ausgeglichenheit sowie Schönheit bringt und auch noch super in unseren Alltag zu integrieren ist.

- Der 3-Sprung des Bodyforming: Das sind ausgewählte Sportübungen auf das Einfachste und Effektivste heruntergebrochen, welche für uns Alleinerziehende perfekt sind, weil sie von zu Hause aus, zu jedem Zeitpunkt „zwischendurch" in nur 20-25 Minuten machbar und erledigt sind. Sie können uns Kraft, Körperbewusstsein und Idealmaße bringen. (Ich selbst darf, auch dadurch, die Traummaße von 83-60-90 mein Eigen nennen)

  Ohne großen Zeitaufwand (nur 3x/Woche) und ohne teure Fitnesscenter-Verpflichtung.

  Den 3-Sprung des Bodyforming habe ich, wie schon weiter oben kurz erwähnt, zusammen mit einem Sportexperten, der schon die ersten Fitnessgeräte vor mehr als 30 Jahren entworfen und konzipiert hat, entwickelt.

Wir haben die optimalsten Übungen für zu Hause und zum „In-den-Alltag-Zwischenschieben“ zusammengestellt, und ich nutze sie selbst erfolgreich.

- Außerdem werde ich Dir die besten Produkte und Hilfsmittel verraten, die **den Unterschied** in Deinem Energiepegel, Deiner Gesundheit und Schönheit machen werden.

- Letztendlich integrierst Du in Deinen Alltag Deinen ganz persönlichen Single-Mama-Sport, lässt bestimmte Nahrungsmittel einfach weg, die Dir nicht guttun, und nimmst hochwertige regelmäßig dazu, um endlich Dein größtes Potenzial nutzen zu können.

  Deinen Alltag lebst Du dadurch in einer gewissen Gelassenheit und Klarheit. Das Resultat wird ein gesunder und strahlender Körper sowie ein klarer Geist sein. Perfekte Grundlage für ein gutes Leben und nebenbei das ganz normale und leichtere Handeln der Alltagsumstände als Single-Mama.

Du erfährst die absolute Wahrheit über das Essen und den effektivsten 20-Minuten-Sport, welcher meinen Körper auf Maße geformt hat, die ich einfach nur liebe.

Du bekommst von mir jede wichtige Aktion in Form von chronologischen Schritten aufgeführt, die Du gehen und lediglich „abarbeiten“ musst.

- Als „Goldstücke“ verrate ich Dir in einem extra Kapitel dafür, welche Nahrungsergänzungsmittel Du zusätzlich nehmen kannst, die als Schönheitsgeheimnisse unter den Models und Beautys dieser Welt gelten.

Ergänzungen (keine Nahrungsmittel), die Deine weiblichen Körperteile formen können, Deine Haut strahlen lassen und das Gewebe festigen.

<u>Halte Dich einfach an die 10 KlasseMami-fit-und-attraktiv-Prinzipien!</u>

Dieses Buch wird von den 10 unglaublich wirkungsvollen KlasseMami-fit-und-attraktiv-Prinzipien beherrscht. Und wer sie beherrscht, beherrscht tatsächlich seinen Körper, seine Gesundheit und seine Schönheit.

Woher habe ich diese Prinzipien? Aus den Fingern gesogen?

Nein.. diese Prinzipien sind zusammengestellt aus:

- den besten Teilbereichen wissenschaftlicher Errungenschaften und Erkenntnissen der besten Ernährungswissenschaftler und Mikrobiologen dieser Zeit. Aber nicht nur das..

- Sie wurden abgerundet, und zum Teil auch einfach nur bestätigt, durch das saubere recherchieren der Ernährungs- und Lebensgewohnheiten besonders gesunder, energiegeladener und schöner Menschen, welche meist in der Öffentlichkeit stehen (Schauspieler und Models).

- Zusätzlich habe ich mir ältere Personen und ihren bestimmten, über Jahrzehnte gleichbleibenden oder ähnlichen Ernährungs- und Lebensstil angeschaut und ihre Gewohnheiten nach endgültiger Gesundheit und optischer Attraktivität ausgewertet.

Und da gibt es einige, die es ganz offensichtlich richtig gemacht haben.

Einige haben sich durch bestimmte jahrelange Maßnahmen einen unglaublichen - und sich von gleichaltrigen Menschen massiv unterscheidenden - Gesundheitsstandard geschaffen. Andere überdurchschnittliche Attraktivität, welche auf die Ernährung zurückzuführen ist, und manch einer beides.

Mein eigener Sinn für Schönes und meine Freude für Stil haben mich vieles ausprobieren lassen.
Dass ich ausgebildete Ernährungsberaterin bin und langjährige Erfahrung auf dem Gebiet dieser „ganz bestimmten" Ernährungs- und Lebensweise habe, sind nur eine schöne Abrundung meiner Studien und Erfahrungen zu diesem Thema.

Die wirkungsvolle Kombination, die dieses Buch vermittelt, liegt in der einfachen, aber anderen Ernährung, dem passenden und leichten Sport sowie der Lebensweise im Alltag.

Hier die KlasseMami-fit-und-attraktiv-Prinzipien für Dich auf dem Silbertablett und dann schießen wir auch schon gleich los mit der Erläuterung dieser Prinzipien und vor allem mit ihrer Umsetzung in Deinem Single-Mama-Alltag!

Die KlasseMami-fit-und-attraktiv-Prinzipien

1. Trinke täglich so viel an basischen Getränken, wie Du kannst..
2. Lass die Finger von „gesundem" Obst und anderem Zucker.
3. Meide die „bösen" Kohlenhydrate, und iss ab und an von den „guten Kohlenhydraten".

4. Nimm regelmäßig „saubere“ Proteine zu Dir.
5. Iss täglich viel gutes Fett!
6. Iss viel basisches Gemüse und basischen Salat!
7. Nimm täglich Deine Basic-Ergänzungen.
8. Dein Körper will 3x pro Woche für wenige Minuten geformt werden!
9. Du bist, was Du von Dir hältst. Und Du wirst, wie Du Dich heute präsentierst!
10. Sei keine Schlaffi-Single-Mama, sondern lebe Dein volles Potenzial - JETZT!

Fit und attraktiv ist keine Frage der Gene oder des Geldbeutels, sondern der richtigen Infos plus der Beharrlichkeit, sie mit Gelassenheit und bis zur Routine in den Alltag zu integrieren.

Ich weiß, dass Du all dies umsetzen kannst, denn Du bist zu diesem Zeitpunkt, genau wie ich, eine alleinerziehende Mama, die schon mit so einigen Dingen in dieser „Lebensphase“ umgehen musste.

Da wir Menschen unterschiedlich sind (Gott sei Dank), biete ich auch für einige Dinge gleichwertige Alternativen an.

Mach Deine Tür zu und setze um. Langsam, Stück für Stück und sei gespannt. Erste Erfolge werden Dich dranbleiben lassen, denn die bekommst Du mit meinem System sofort.

- Und letztendlich werden wir noch Deine Geisteshaltung Dir selbst gegenüber perfektionieren. Diese macht Dich entweder anziehend oder eben nicht..

- Und weil nicht nur äußere Maßnahmen unsere Fitness und Attraktivität bestimmen, verrate ich Dir im letzten Kapitel noch das Geheimnis von Frauen, denen Männer scharenweise hinterherlaufen..

Bist Du bereit für Deine Transformation und Deine maximale/voll ausgeschöpfte Schönheit und Kraft?
Sei offen und vor allem: Setze es sofort um. Es kostet Dich nicht viel Geld oder Aufwand. Und Zeit kostet es auch nicht wirklich. Vor allem, wenn die Routine schon bald greifen wird.

Ich freue mich, Dir meine Geheimnisse zu offenbaren und Dich in eine völlig neue Kraft und Fitness.. ja in einen praktisch völlig neuen „Single-Mama-Körper“ zu begleiten.

Viel Freude!

(In Liebe und tiefer Verbundenheit..)
Deine Frauke

Die 10 KlasseMami-fit-und-attraktiv-Prinzipien!

1. Trinke täglich so viel an basischen Getränke, wie Du kannst..
2. Lass die Finger von „gesundem“ Obst und anderem Zucker.
3. Meide die „bösen“ Kohlenhydrate und iss ab und an von den „guten Kohlenhydraten“.
4. Nimm regelmäßig „saubere“ Proteine zu Dir.
5. Iss täglich viel gutes Fett!
6. Iss viel basisches Gemüse und basischen Salat!
7. Nimm täglich Deine Basic-Ergänzungen.
8. Dein Körper will 3x pro Woche für wenige Minuten geformt werden!
9. Du bist, was Du von Dir hältst. Und Du wirst, wie Du Dich heute präsentierst!
10. Sei keine Schlaffi-Single-Mama, sondern lebe Dein volles Potenzial - JETZT!

Prinzip Nr. 1 - Trinke täglich so viel an basischen Getränken, wie Du kannst..

Gutes, stilles, basisches Wasser mit frischer Zitrone, oder Gerstengrassaft, Grüngemüsesaft generell, oder Kokoswasser aus grünen jungen Kokosnüssen (liebt mein Kind!) sind für Deinen Körper die beste Körper-Dusche von innen im Alltag.

Dieses Prinzip über den Tag hinweg gelebt, bedeutet für Dich dies:
Klarer, wacher Kopf den ganzen Tag, entschlackt und verhindert Krankheit oder Erschöpfung. Du bestehst größtenteils aus Wasser! Überlege nur, was passiert, wenn Du das hochwertigste Wasser (basische Getränke) vielfach in Deinen Körper spülst.. Er fängt an zu leben und aufzublühen!

Prinzip Nr. 2 – Lass die Finger von „gesundem" Obst und anderem Zucker.

„Obst ist gesund." Falsch. In Mengen und regelmäßig gegessen, schüttet es den Körper mit Zucker und Kohlenhydraten zu. Das Resultat: Übersäuerung und Übergewicht des Körpers sowie unzählige Zivilisationskrankheiten, die folgen werden. Wer es weglässt, dieses Prinzip lebt und die Vitamine in Gemüse und Salaten würdigt, wird schlagartig chronische Krankheiten los und bleibt über Jahre körperlich fit und bis ins hohe Alter davon verschont.

Prinzip Nr. 3 – Meide die „bösen" Kohlenhydrate und iss ab und an von den „guten Kohlenhydraten".

Damit sind alle herkömmlichen Getreidearten wie Weizen, Gerste, Roggen, Hafer etc. gemeint, sowie Kartoffeln und besonders kohlenhydrathaltiges Gemüse und Obst. Gute Kohlenhydrate sind Vollkornreis, Hirse, Quinoa Buchweizen, Amaranth, Reisnudeln und Ähnliches. Diese „guten" Kohlenhydrate befriedigen genauso wie „böse" Kohlenhydrate und sollen Brot und Pasta im Alltag ersetzen.

Dieses Prinzip beherzigt, lässt rasant die Kilos purzeln, Allergien größtenteils verschwinden und einen das Gefühl haben, einen riesigen Ballast im Leben losgeworden zu sein. Denn die gängigen Kohlenhydrate sind tatsächlich belastend. Für das gesamte Körpersystem. Du wirst endlich wieder wach sein und nicht mehr dauer-müde.

Prinzip Nr. 4 – Nimm regelmäßig „saubere" Proteine zu Dir.

„Saubere Proteine" sind ohne gleichzeitig belastende Abfälle wie z. B. beim Fleisch die Harnsäure und Antibiotika, oder die allergiefördernde und darmschädigende Kuhmilch.

Saubere Proteine findet man in ganz bestimmten Nahrungsmitteln, die einfach vermehrt gegessen werden müssen, während die anderen gemieden werden sollen. Das ist alles.

Dieses Prinzip sorgt für pralle Zellen, welche nicht nur für Deine Kraft und Dein Regenerationsvermögen (Immunsystem) zuständig sind, sondern auch für Dein optisches Gewebe (feste Konturen ohne Cellulite) und straffe Haut.

Prinzip Nr. 5 – Iss täglich viel gutes Fett!

Das machen leider die wenigsten, weil sie denken, es ruiniere die Figur und wäre ungesund. Dass genau das Gegenteil der Fall ist und die richtigen Fette, täglich gegessen, Schönheit und Idealfigur bringen, braucht wohl noch einige Jahre, bis es im menschlichen Verstand angekommen ist.

Dieses Prinzip, beherzigt und gelebt, hält Nerven, Ausdauer und die Schönheit der Haut aufrecht.

Prinzip Nr. 6 – Iss viel basisches Gemüse und basischen Salat!

Dieses Prinzip ist wichtig für die Klarheit im Geist und Fitness des Körpers. Wir alle sind zugeschüttet mit unbrauchbarem Zeug. Wenn Du Deinem Körper etwas Brauchbares zuführen willst, das Dich klar und fit macht, dann dieses..

Prinzip Nr. 7 - Nimm täglich Deine Basic-Ergänzungen.

Dieses Prinzip macht den massiven Unterschied von Gesundheit, Schönheit und Wohlbefinden.
Dieses Prinzip ist Pflicht (alle anderen auch, klar), denn meine genannten Basic-Ergänzungen schützen vor Infekten und voranschreitenden Alterserscheinungen sowie den gängigen Zivilisationskrankheiten (Migräne, Erschöpfung, Arteriosklerose, Gicht etc., etc.). Die besten Ergänzungen liste ich Dir noch alle auf!

Prinzip Nr. 8 - Dein Körper will 3x pro Woche für wenige Minuten geformt werden!

Der beste, leichteste und effektivste Single-Mama-Sport.
Dieses Prinzip in den Alltag eingebaut, bedeutet einen besser gebauten und geformten Körper. Achtung: Suchtgefahr! Deine Haltung wird sich schlagartig und deutlich verbessern. Du hast mehr Kraft und Durchhaltevermögen als noch vor diesem Prinzip.

Prinzip Nr. 9 - Du bist, was Du von Dir hältst. Und Du wirst, wie Du Dich heute präsentierst!

Du weißt, wie es Dir geht, wenn Du Dich mit schlechten Gedanken und Problemen befasst. Genau. Alles wird schlechter. Im Gegenzug weißt Du, wenn Du Schönes erlebst und Dich mit schönen Dingen im Leben beschäftigst, geht es Dir gut und Du bekommst immer mehr davon.
Diese Entscheidung kann jeder Mensch, jeden Tag von überall aus fällen und bestimmt somit seine nächsten Momente. Und das jeden Tag aufs Neue.

Genau dasselbe Prinzip greift, wenn Du Dich mit Dir und Deinem Körper beschäftigst. In guter wie in negativer Weise.

Du kannst Dich noch so toll ernähren und Sport treiben. Wenn Du Dich selber nicht als vollkommen siehst, dann handelst Du auch danach und präsentierst Dich so nach außen.
Du wirst also nur Dein volles körperliches Potenzial erreichen, wenn Du Dich selber als vollkommen empfindest. Nur dann kannst Du Dich auch so präsentieren. Um Dir das leicht zu machen, wirst Du von mir tolle Handlungsvorschläge für den Alltag bekommen.

Da die hier beschriebenen Methoden und Herangehensweisen außerordentlich positiv Deine Psyche und Deine vorherrschende Gemütsverfassung beeinflussen werden sowie drastische optische Veränderungen einläuten, bleibt Deiner Denkweise auch gar nichts anderes übrig als mitzuziehen und Dein Selbstbild radikal umzustrukturieren..

Dieses Prinzip macht Dich rein optisch sofort attraktiver und kann sofort greifen. Bestimmte Erkenntnisse und äußerliche Handlungsweisen, die Du später noch kennenlernen wirst, werden Dir dabei helfen.

Prinzip Nr. 10 - Sei keine Schlaffi-Single-Mama, sondern lebe Dein volles Potenzial - JETZT!

Es gibt die Mamas und es gibt DIE Mamas..
Wenn Du bereit bist Dich zu entwickeln, nicht nur in Deiner Lebensphase als alleinerziehende Mama, sondern auch ganz persönlich, wirst Du eine von DEN Mamas sein :)
Wir könnten es alle so gut haben, aber die meisten leben nur einen Bruchteil ihres vorhandenen Potenzials aus. Das ist tragisch und gleichzeitig außergewöhnlich. Außergewöhnlich für diejenigen, die die wundervolle Entscheidung treffen, es voll zu nutzen!

Dieses Prinzip soll Dich daran erinnern, dass Deine Fitness und Deine Attraktivität HEUTE angegangen werden müssen, um heute und morgen Dein Leben sein zu können. Und nicht nur geplant werden wollen, um dann doch nie gelebt zu werden.

Im Verlauf des Buches gehen wir von Prinzip zu Prinzip, sodass Du genau weißt, wie seine jeweilige Umsetzung aussieht und wie es Dich zum Erfolg führt.
Lebe diese Prinzipien! Erinnere Dich im Alltag (beim Kochen, Arbeiten etc.) an diese und ernte schon bald die unglaublichen Resultate.

Kapitel 1 Die tragische Vergeudung unseres Potenzials

Jeder Mensch kommt mit einem bestimmten Vorrat an **Resistenz**, nämlich mit **Depots**, zur Welt. Mit Depots und Resistenz bedeutet: ausgestattet mit Knochen und Gewebe voll Mineralien und Substanz.
Woher? Natürlich weitergegeben aus den Depots der Mutter, während ihrer Schwangerschaft.

Deswegen sehen so viele Mütter, sobald sie Mütter sind, nicht mehr jung aus (weil sie während der Schwangerschaft kaum Nährstoffe zu sich nehmen und die vorhandenen an den wachsenden Fötus abgeben mussten).

Unsere Kinder kommen auf die Welt, wachsen, nehmen Nahrung zu sich und hier fängt schon der Unterschied an.
Wir alle wachsen, tun dies aber mit unterschiedlicher **Qualität**, die auf den ersten Blick nicht immer sichtbar ist.

Gut ernährte Kinder (aus Nahrung voller Vitalstoffe) wachsen und gedeihen mit prächtiger Haut und mineralstoffreichen Knochen und Geweben.
Sie sind seltener krank und haben einen gewissen „Vorrat" an Abwehrreaktionen und für Reparaturen des Körpers.

Schlecht ernährte Kinder wachsen wie gesagt auch, nur ziehen sie diese Stoffe dafür nicht aus ihrer Nahrung - weil diese keine enthält -, sondern müssen sie aus ihren jungen Depots (Knochen, Haare, Nägel, Gewebe etc.) herausholen, um wachsen zu können und sich am Leben erhalten zu können.

Der Raubbau am eigenen Körper beginnt also meist schon völlig unfreiwillig im eigenen Kindesalter.

Man sieht es an Allergien, Hautausschlägen wie Neurodermitis etc. Aber nicht immer ist es äußerlich sichtbar. Häufig sehen sie gesund aus und der Raubbau zeigt sich erst nach Jahren im Erwachsenenalter, wenn sie wie Greise durch die Gegend schleichen, weil die Knochen und ihr einst schönes Gewebe kaum noch Substanz haben.

Wen wundert es, dass sie mit 30 verlebt aussehen, über- oder untergewichtig, kraftlos und ausgelaugt sind. Häufig krank sind, keine Immunabwehr haben und viel zu früh an Alterskrankheiten leiden.

Es wird immer häufiger, dass Mütter alleine eines oder mehrere Kinder großziehen. Diese unglaubliche Leistung, die erbracht werden muss, zehrt zusätzlich noch mehr aus als bei anderen. Wir sind gefordert ohne Ende und müssen es ganz massiv anders tun, als alle anderen.

Wenn Du die Generation der erschöpften 30-Jährigen siehst, dann weißt Du, sie haben sich jahrelang (meist unwissend) schlecht ernährt und ihre Depots im Körper sind nun aufgebraucht.

Kennst Du die 30-Jährigen mit Halb-Glatze? Sie haben keine Mineralstoffdepots mehr im Körper und ziehen diese nun schon aus den Haaren!
Allerdings kenne ich im Gegensatz dazu einen Mikrobiologen, der sich in seiner Lebenshälfte noch einmal völlig umernährte und heute (mit über 60 Jahren) von einer Halb-Glatze zu vorher nie gehabtem, vollem Haar kam.

Daher die gute Nachricht:
Auch wenn Du schon seit Kindesalter durch schlechte Nahrung Deine wertvollen Depots leerst,
kannst Du sie wieder füllen und zu neuer Körperqualität,
Kraft und Schönheit kommen.

Der heutige Mensch läuft leider komplett an seinem Potenzial vorbei und hat durch zahlreiche Zivilisationskrankheiten noch nicht einmal mehr das Bewusstsein dafür, darüber nachdenken zu wollen oder gar die Kraft einen Richtungswechsel vorzunehmen.

Menschen mit überdurchschnittlicher Belastung (wie wir Alleinerziehenden) opfern körperlich noch mehr, weil sie im ständigen Alltags-Kampf (gegen ihren Körper) leben müssen. Keine Zeit für gute Nahrung. Kaum Wissen um die Möglichkeiten.
Das muss endlich anders werden.

Die „normale" Ernährung und ihre fatalen Folgen

Frag Dich doch einmal, warum heute 25-30 -Jährige schon so krank sind wie damals 50-60-Jährige? Und warum schon 14-jährige Mädchen mit Cellulite und Schwabbel-Gewebe herumlaufen müssen?
Und warum „sprangen" diese Altersklassen vor 30 Jahren und mehr stattdessen noch durch das Leben, ohne die neuzeitlichen Krankheiten, wie Kopfschmerzen, Depression, Kraftlosigkeit, Rheuma, Gicht, Allergien und vieles mehr, zu kennen?

Die Antwort ist, dass sich unsere Umweltverhältnisse in den letzten Jahren drastisch verändert haben und dass der Mensch dabei nicht mitgegangen ist. Er isst, was er früher aß, und was früher auch gut für ihn war. Und er verhält sich wie vor 30 Jahren, was zu diesem Zeitpunkt auch noch weitestgehend richtig war. Hinzu kommt die Industrie, die das Thema Nahrung komplett verfälscht hat und Lebensmittel produziert, die gar keine mehr sind.

Und selbst nicht-veränderte Lebensmittel sind heute dennoch in ihrer Qualität gänzlich anders. Deswegen reagieren wir auf diese heute auch ganz anders. Als Beispiel: Die wundervolle Kuhmilch von vor 50-60 Jahren. Ein tolles Nahrungsmittel, was heute so schlecht vertragen wird und mittlerweile so viel Schaden im menschlichen Körper anrichtet, dass die meisten Krankheiten allein durch das Weglassen davon verschwinden.

Wer stur bleibt und meint, er müsse sich nicht anpassen und könne genau so weitermachen wie bislang gelehrt, wird ebenfalls den fatalen Folgen der neuzeitlichen Ernährungsweise und daraus folgenden Krankheiten zum Opfer fallen.

Oder besser gesagt: Wer ist noch nicht krank? Wer kann noch von sich behaupten, Kopfschmerzen, Niedergeschlagenheit und Kraftlosigkeit NICHT zu kennen? Nicht zu dick oder zu dünn zu sein? Die traurige Wahrheit: so gut wie niemand.

Wenn ich meine Großmutter mit ihren 80 Jahren sehe, wie viel rüstiger, resistenter und fitter sie ist, in Gegenüberstellung mit der heutigen Generation der 30-Jährigen. Dann wird mir nur mehr bestätigt, dass das, was früher gut war, für uns heute nicht mehr funktioniert.

Sie wuchs mit natürlichen und einfachen Lebensmitteln ohne Zusätze und ohne Chemie auf. Mit unpasteurisierter, frischer Ziegenmilch (und ohne Antibiotika- und Hormon-Zugaben).

Mit Lebensmitteln, die aus einer Zutat anstatt aus zig nicht-identifizierbarer Inhaltsstoffe bestanden.

Damals gab es keine Allergien und andere Wehwehchen. Es gab Krieg und andere Gründe, früh zu sterben oder an Stress zu leiden, aber ihre Körper konnten vieles verdauen und vertragen und hatten eine wertvollere Grundsubstanz.
Und wenn ihre Generation, zusätzlich zu dieser unbelasteten Nahrung, auch noch unsere heutigen wissenschaftlichen Erkenntnisse und Errungenschaften der Mikrobiologie gehabt hätten, dann würde sie wohl noch mit hundert Jahren hier so herumspringen.

Was machen die meisten falsch?

Heute kaufen wir Abgepacktes und wissen noch nicht einmal aus wie viel Hundert Sachen dieses eine „Lebensmittel" zusammengesetzt wurde.
Wir trinken Milch und essen Fleisch von unwürdig gehaltenen und mit Medikamenten zugestopften Tieren.
Wir denken noch nicht einmal darüber nach, dass all dies, was diese Tiere zugeführt bekommen, nun auch in unserem Körper ist! Und dass dies Folgen haben könnte, ist gedanklich noch weiter weg für uns.

Wir essen Dinge, die unsere Körperflüssigkeiten krank machen, indem sich das gesunde basische Milieu unseres Körpers in ein saures, ungesundes Milieu verändert.

So ein versauertes Milieu bietet beste Bedingungen für schädliche Mikroorganismen, welche uns unsere Nährstoffe klauen und unseren Körper mit ihren eigenen Ausscheidungen regelrecht vergiften, verfetten und wegen des Nährstoffmangels gleichzeitig doch verhungern lassen.

Diese Mikroorganismen sind Schimmelpilze, Hefen und Parasiten. Normalerweise erreichen wir Menschen dieses saure Milieu voller Mikroorganismen nur, wenn wir sterben. Denn dann müssen uns diese Mikroorganismen „entsorgen".

Unsere heutige Nahrung hat es tatsächlich geschafft, mit diesem Endzeitstatus schon während unserer Lebenszeit zu beginnen.

Bei den meisten Menschen geschieht dieser Vorgang ganz langsam und über Jahre. Also ein langsames Absterben (dahinsiechen) zu Lebzeiten.
Das sind die modernen Krankheiten und Alterserscheinungen, von denen Dir Deine Mitmenschen regelmäßig berichten.

Du hast jetzt schon Falten? Du bist nicht alt, sondern lediglich völlig übersäuert! Ein übersäuerter Körper entsteht nämlich auch aus Stress! Und wir alleinerziehenden Mütter haben diesen Stress. Auch ich!
Du kannst aber etwas dagegen machen. Indem Du das Milieu in Deinem Körper durch Deine Nahrung von sauer zu basisch änderst.

Du bist übergewichtig?
Bestimmt nicht, weil Du zu viel Fett isst.

Du isst nur das falsche Fett und die falschen Dinge, die Dich übersäuern, die Mikroformen in Dir wuchern lassen und deren Ausscheidungen von Deinem klugen Körper schnell im Gewebe abgelagert werden, damit andere (wichtigere) Organe davor geschützt bleiben.
Diese Ablagerungen im Gewebe machen Dich optisch fett und unförmig!

Oder Du siehst ausgezehrt aus? Du hast wahrscheinlich eine riesige Menge dieser Mikroorganismen im Körper, die Du mithilfe Deiner Nährstoffdepots aus Haut und Körperzellen nimmst, um sie in Schach zu halten.

Cellulite? Kraftlosigkeit? Müde? Magen-Darm-Beschwerden? Alles Candida (Hefepilze), Schimmelpilze, Hefen, Parasiten etc. durch Übersäuerung wegen falscher Ernährung und Stress.

Es ist also klar, dass körperliche Beschwerden durch die Psyche (Ent-stressung) verbessert werden können. Ein schwieriger Weg. Aber genauso ist es auch andersherum möglich. Der leichtere Weg über die körperliche Ebene.
Nämlich all die psychischen Beschwerden (Antriebslosigkeit, Depression etc.) durch körperliche Umstellung (über die Nahrung) zu verändern!

Eine fantastische Möglichkeit diesen Kreislauf zu durchbrechen und komplette Gesundheit zu erlangen. Wo Du startest, ist egal. Aber dieser Weg, der Weg über Dein äußerliches Handeln, den ich Dir im Folgenden vorstellen werde, ist der einfachste und unkomplizierteste Weg. Und wir wollen es einfach und unkompliziert haben, wir Single-Mamis.

Beginne einfach und lass den Rest sich selbst regeln.
Einfach anfangen bedeutet, den größten Schritt vom Ganzen getan zu haben.

Kapitel 2 Dein Freischein, fit und attraktiv zu sein

Du kannst etwas tun, was alle Schäden am Körper durch Stress zu 100 % rückgängig macht.. und zukünftigen Schaden sogar abwendet. Es kostet Dich nicht mehr Zeit, sondern nur dieses:

- ein bisschen vertraut machen mit den neuen Dingen (einlesen)
- sie praktisch umsetzen (anders essen, denken und verhalten)
- in die Routine kommen..
- ..um es als neue Lebensweise voll integriert zu haben

Du wirst hier keine der gängigen Ernährungs- oder Lebensformen finden, sondern einen Mix der optimalsten Dinge, die einfach funktionieren.
Kein komplett vegan, vegetarisch, ketogen (nur Protein) oder Hausmannskost.

Fakt ist:

..die meisten Veganer haben Proteinmangel und sehen ausgezehrt und kraftlos aus.

..die meisten Vegetarier leben grundsätzlich von Getreide und sehen aufgrund von Kollagenschwund in ihrer Haut und dem Gewebe schnell faltig und fahl aus und sind von all dem ganzen Getreide übergewichtig.

..die Fleischesser sind häufig massiv übergewichtig, haben schlechtes, schlaffes und aufgedunsenes Gewebe durch all die Stoffwechselabfälle des Proteins.

..allesamt sind sie selten mit Energie geladen.

Ich habe hier von all diesen Formen die besten Sachen herausgezogen, kombiniert und erfolgreich als alltägliche Standardernährung integriert.

..und dann sparst Du letztendlich sogar auch noch viel Zeit, Kraft und Geld. Schau Dir einmal mein eigenes Beispiel dazu an:

Meine eigene Transformation/Veränderung:

Seit meiner Kindheit wuchs ich mit nahezu unbelasteten Lebensmitteln auf, wurde vegetarisch großgezogen und es ging mir meist besser als meinen Mitschülern.

Aber als ich langsam älter wurde, in die Pubertät kam, machten Allergien und Migräne auch vor mir keinen Halt.
Ich war seltener krank als andere in meinem Alter, trotzdem war meine Ernährung noch nicht ideal.
Mein Körper bekam zwar Vitalstoffe zugeführt, musste diese aber gleich zur Neutralisierung von Säuren, die aus dieser noch nicht ganz optimalen Ernährung entstanden, benutzen (vergeuden). Das Verhältnis in meinem Körper war kein gesundes..

Das schlapp machende Verhältnis in Deinem Körper

Kurz gesagt: Falsche Ernährung und die heutige gestresste Psyche, die unsere Körperflüssigkeit in ein saures, ungesundes Milieu verwandelt, erschaffen das schlapp machende Missverhältnis in Deinem Körper.

Dieses saure Milieu ist der ideale Nährstoffboden für Parasiten, Pilze und andere wuchernde Mikroformen, die unserem Körper das **Protein** und die **Mineralstoffe** wegessen.
Und zwar sowohl aus der Nahrung, wie auch aus unseren eigenen Körperzellen (kein Hintern in der Hose, schlaffes Gewebe etc.).

Diese Mikroformen haben aber auch Ausscheidungen. Und da beginnt der eigentliche Teufelskreis.
Weil ihre Ausscheidungen giftige Abfälle sind, die unseren Körper noch mehr zwingen diese mit seinen vorhandenen Nährstoffen zu neutralisieren, um Schaden abzuwenden.

Würde er dies nicht tun, würden die Ausscheidungen dieser Mikroformen in unserem Körper immer mehr werden und uns schließlich umbringen. Unser Körper ist also ein Meister im Selbsterhalt, bis zur letzten Sekunde.

Diese Mikroformen schaffen sich (durch ihre Ausscheidungen) selbst ständig ihr perfektes saures Milieu, in dem sie leben können.

Wird dieser Kreislauf einmal durchbrochen,
durch Zuführen von basischen Lebensmitteln,
verändert sich die saure Körperflüssigkeit und wir können
unser volles körperliches Potenzial leben.

Pilze und andere Mikroformen haben keine optimalen Bedingungen mehr, um sich in uns zu verbreiten und uns krank, schlapp, zu fett oder zu dünn zu machen. Wir entziehen ihnen den Nährboden und sie müssen wohl oder übel weichen.

Und wie heißt es so schön: Wenn der Fisch krank wird, wechsle das Wasser!
Das bedeutet nichts anderes, als dass Du Dir nicht alle paar Jahre irgendein krankes Organ rausoperieren lassen musst oder Tonnen an Medikamenten nehmen musst, um Deine Symptome zu unterdrücken, sondern **einfach nur Dein Körperwasser - das Milieu in Dir - ändern** musst.
Durch andere/bessere Nahrungsmittel und vermehrt basische Getränke.

Wie sehr körperliche und psychische Gesundheit zusammenhängen, ist mittlerweile jedem klar, der körperliche Gesundheit erlangt hat.

Wissenschaftliche Untersuchungen haben ergeben, dass psychisch gestörte Menschen eine Wesensveränderung durchmachten, nachdem ihr Körper von all dem Müll befreit war. Säuren und Schlacken setzen sich auch im Hirn ab (überall im Körper) und wenn sich der Nebel lichtet, kommt auch geistige Klarheit und Wachheit zurück. Niedergeschlagenheit hat in einem solch funktionierenden Körper keinen Platz.

KlasseMami-fit-und-attraktiv-Prinzip Nr.1
Trinke täglich so viel an basischen Getränken, wie Du kannst..

Fang an zu trinken!

Nein.. keinen Alkohol..
Ich meine natürlich Flüssigkeit, und zwar die richtige.

Die meisten Menschen trinken viel zu wenig. Und wenn, dann das Falsche.
Du duschst Dich regelmäßig, um Deinen äußeren Körper sauber zu halten. Aber auch von innen?

Wer kein Wasser trinkt, kann nicht fit sein und wird Falten haben. Wer anfängt zu trinken (regelmäßig), wird fit sein und seine Falten sogar drastisch minimieren können.

Du brauchst über den Tag mindestens 3 Liter. Besser noch 4. Und zwar basisch-mineralisches Wasser und Getränke.

..und nicht 3 Liter aus Suppe, Kaffee und Cola (wie mein Biolehrer tatsächlich behauptete).
Mit Suppe, Kaffee und Cola kannst Du Deinen Körper nicht von innen wässern und reinigen - zumal Kaffee, Cola und vieles mehr dem Körper Wasser entziehen. Oder wäschst Du Dir Dein Gesicht mit Cola..?

Das kann basisches Wasser sein oder basische Grüngemüse- oder Gräser-Säfte.
Das ist nichts Ekliges. Dir wird es sogar schon bald besser schmecken, als alles, was Du bisher kennst. Denn auch Deine Geschmacksknospen werden wieder feiner und gesünder werden.

Hunger ist in Wahrheit meist Durst! Wenn Du Hunger hast, trink zuerst ein großes Glas Wasser (Stilles! Kohlensäureversetztes wirkt säuernd im Körper).

Wenn Du am Anfang mit all den Litern Flüssigkeit überfordert bist, fang einfach langsam an und steigere mit der Zeit die Menge. Es wird sich schon bald ein gesundes Durstgefühl einstellen und Dein Körper verlangt dann automatisch mehr davon und es fällt Dir dann leicht.

Kapitel 3 Das große Geschenk Deiner Möglichkeiten

Kommen wir noch mal zu meiner eigenen Geschichte zurück

Ich war schon immer ein guter Esser, trotzdem leicht untergewichtig. Woher kam dies? Ich ernährte mich doch so gut und außerdem aß ich fast schon mehr als andere mit mehr Gewicht.

Derselbe Mechanismus in umgekehrter Folge bei meiner Schwester: Sie aß weniger als ich, dieselben Sachen, und war doch immer leicht, oder manchmal mehr, übergewichtig.

Die Revolution begann mit unserer neuen Ernährung. Das war die Zeit, als sie das erste Mal keine Cellulite mehr an sich sehen konnte (nicht eine einzige Delle!) und in der ich endlich einen runden Hintern und ein volleres Gesicht bekam.

Auch fielen sämtliche Unsicherheiten und psychische Leiden von pubertierenden Heranwachsenden von uns ab, mit denen sich meine Mitschüler noch herumquälen mussten.
Nicht nur mein Körper rückte ins Idealmaß, sondern auch mein Selbstbewusstsein kletterte durch die neu gewonnene Gesundheit meines Körpers (und dem klareren Kopf, der die Psyche steuert), meines Geistes und meiner Seele empor.

Wir ließen sämtliche Lebensmittel weg, die unseren Körper übersäuerten, uns somit übergewichtig machten (in meinem Fall untergewichtig) und aßen reichlich von basenbildenden Lebensmitteln, die unser basisches Gleichgewicht im Körper wiederherstellten.

Unsere Mineralstoffdepots im Körper wurden nun nicht mehr geplündert, sondern füllten sich - auch äußerlich deutlich sichtbar - auf. Unsere Haut wurde noch glatter und praller, und der Körper und unser Knochengerüst noch stabiler und idealer geformt.

Wir gewöhnten uns recht schnell an, um die 3 Liter grünen Gemüsesaft (hochbasisch und ..keine Sorge: kann man auch fertig kaufen) und zusätzlich noch 1 Liter basisches Wasser mit leckerer Zitrone zu trinken.

Langsam gesteigert, war es kein Problem diese Flüssigkeitsmenge zu sich zu nehmen. Unser Körper wollte diese Mengen auch immer mehr. (Wen verwundert dieses natürliche Verlangen, wenn wir Menschen doch zu 80 % aus Wasser bestehen!)

Dadurch veränderten wir unser Milieu im Körper,
wo Krankheitserreger keine Chance mehr hatten
und Vitalstoffe, die wir aßen, endlich bei uns blieben,
um uns schön und gesund zu halten.

Früher habe ich grüne (basische) Säfte noch selbst gepresst. Heute spare ich mir diese Arbeit (vor allem, seit ich als alleinerziehende Mama viel beschäftigter bin als vorher) und kaufe hochwertige Grüngemüsepulver, die ich einfach nur noch in Wasser rühren muss. (siehe Adressanhang)

Wenn ich mal keine Lust auf grünen Saft habe, nehme ich das Grüngemüsepulver einfach in Steckkapselform zu mir und trinke ordentlich basisches Wasser dazu. (Empfehlung der hochwertigsten und gleichzeitig preiswertesten grünen Gemüsepulver findest Du in der Adressliste am Ende.)

Der Vorteil basischer Getränke, die aus grünem Saft bestehen, ist dieser: Durch den basischen pH-Wert schwemmen sie alle Schlacken (Giftstoffe, welche sich im Körper angesammelt haben) raus. Und durch ihre extrem hohe Nährstoffdichte, welche unübertroffen in grünen Pflanzen vorhanden ist, nähren sie gleichzeitig unsere Zellen und füllen die leeren Depots wieder auf.

Das ist nur über frisches Gemüse schwierig und langwierig, da die Nährstoffkonzentration im Essen durch unsere Umwelt stark abgenommen hat. In Gräsern und anderen Ergänzungen ist die Nährstoffdichte viel höher.

Wer behauptet, man müsse nur regelmäßig Frisches essen
und dann bedürfe es keiner Nahrungsergänzungsmittel,
hat etwas verpasst.
Nämlich, dass sich unsere Umwelt drastisch verändert hat
und die Umweltgifte ständig zunehmen.

Die Nährstoffdichte, die eine Karotte noch vor 50 Jahren hatte, hat sie heute bei Weitem nicht mehr. Frisches Essen und die Zugabe von grünen Säften (welche besonders basisch sind) und anderen Nahrungsergänzungsmitteln sind heute nötig, um einen gewissen körperlichen Standard, optisch, fitness-technisch und gesundheitlich, erreichen zu können.

..Und selbst wenn manchmal keine Zeit (oder Lust) für das „Gesunde“ ist, achten wir einfach weiterhin darauf, genügend zu trinken und gesunde Fette in Form von Salatdressings aus Ölen zu uns zu nehmen.

Da wir immer in unserer Balance sind, können wir auch ohne Probleme zwischendurch mal „böse" Sachen essen. Aber auch nur, um danach zu wissen, dass wir das gar nicht mehr brauchen, weil unsere Geschmacksknospen nun viel mehr nach frischen Salaten und Gemüsen verlangen :)

Was volle Nährstoffdepots bewirken:

Nach meiner Schwangerschaft hatte ich volle Brüste, um lange zu stillen (knapp 1 Jahr), und auch noch die Kraft, mich selber psychisch und körperlich zu erhalten.

Nach einer ärztlichen Untersuchung meiner Blut-, Mineralstoff- und Vitaminwerte wurde mir vom Arzt gesagt, dass er solche überdurchschnittlichen Werte noch bei keinem gesehen hätte. Sauerstoff ohne Ende im Blut, volle Mineralstoffdepots, kein Fett und hohes Aufkommen an Körpermuskulatur (zu dieser Zeit habe ich noch nicht einmal Sport gemacht, lediglich die Ernährung).

Meine Haut hatte eine schöne Farbe und war glatt und prall. Ich hatte Energie, um mich um mein Kind zu kümmern, nachts, wenn nötig, aufzustehen, regelmäßig abends noch bis nachts 2.00 Uhr, und länger, am Schreibtisch zu arbeiten und morgens wieder früh aufzustehen. Das alles hätte ich mit der „gängigen" Ernährung nicht geschafft, geschweige denn durchgehalten.

Ich gebe zu, die Umwelteinflüsse sind immer schwerer zu vermeiden. Aber wenn Du weißt, wo und in welchen Lebensmitteln sie besonders stark vorhanden sind, wie Du sie größtenteils umgehen kannst und wie Du sogar durch eine bestimmte Lebens- und Ernährungsweise gegensteuern kannst, dann musst Du auch hier nicht mehr unfreiwillig die Verantwortung abgeben und kannst, egal mit welchen Umständen, so leben, wie Du es möchtest.

Mit Qualität, Kraft und Schönheit.

Die Mehrheit ernährt sich so, wie sie es gelernt hat und wie es alle schon immer gemacht haben. Wie Du weißt, irrt sich die Mehrheit aber. (In allen Bereichen des Lebens.) Und durch meinen eigenen, neugewonnenen Lebensstil sehe ich, mit klarem Geist, wie all die sogenannten „Zombies“ durchs Leben gehen, schwach, krank und so unbewusst, dass sie die Welt um sich herum kaum wahrnehmen.

Das ist der „Nachteil“, wenn ich ihn so nennen mag, der sich aus dieser neugewonnenen Lebensqualität ergibt: Man sieht auf einmal all das Elend und die Krankheit und Schwermut um sich herum, wenn man selbst nur so vor Energie und Lebenskraft strotzt. Man kommt sich vor wie unnormal. **Einfach, weil Gesundheit nichts Normales mehr ist.**

Das schon vorher zu wissen, ist für Dich wichtig. Denn es wird Dir durch die neue Ernährungs- und Lebensweise körperlich, geistig und psychisch so gut gehen, dass Du ab dort erst das „andere“ um Dich herum mitbekommen wirst. Und es wird Dir nicht gefallen, was Du siehst.

Auch Deinem Umfeld wird auffallen, dass Du mehr Gesundheit, Schönheit und Qualität in Deinem Leben haben wirst. Und dass Du Dich entwickelst. Du wirst auf viel Unverständnis und Unbewusstheit treffen. Aber Du wirst genauso viel Stärke haben, um Deinen Weg zu gehen und viele, viele gleiche Menschen zu treffen, die diese Qualität auch wollen.

Um diese Welt und jedes einzelne Leben sinnvoll
und gestalterisch in vollem Potenzial ausleben zu können,
brauchen wir einen gesunden Körper, einen klaren Geist
und somit die Fähigkeit, richtig handeln zu können.

Das wird schon im Kindergarten beginnen, wenn Erzieher dort nicht verstehen wollen, dass Du einiges anders machst bei der Ernährung Deiner Kinder. Fahr einfach weiter, geradeaus auf Deiner Spur.
„Mach Dein Ding", würde Udo Lindenberg jetzt sagen, und da stimme ich zu..

Ich genieße es, Gesundheit und Klarheit in meinem Leben zu erfahren. Ich bin froh, dass ich mit meinem Kind so unkompliziert und natürlich durch die gängigen Kinderkrankheiten komme und dass wir durch unsere Lebensweise körperlich und psychisch so stabil sein können.
Du kannst das ganz genauso haben.

Dass dies auf meine Lebensweise zurückzuführen ist, merke ich, sobald ich einmal inkonsequenter werde oder nicht regelmäßig genug meine wertvollen Ergänzungen zu mir nehme.

Ich möchte Dir im Folgenden eine Formel vorstellen, die Deine Gesundheit revolutionieren wird und Dir die Grundlagen zum Verständnis vorher noch einmal kurz und knapp näherbringen. Denn es gibt den schweren Weg und den leichten Weg..

Ich will, dass Du in Deine körperliche
und psychische Kraft kommst!

Der leichte Weg zu Deinem vollkommenen Körper

Gängige Nahrung:

- Fleisch, Getreide (Brot, Müsli etc.), Unmengen an Kaffee, Milch, Cola, Fruchtsäften, Transfetten und Chemiebomben in den „Tütensnacks" und vieles mehr..

Du hast bislang geglaubt, dies wäre gesund, richtig? Alle diese Dinge, und mehr davon, übersäuern, füttern die wuchernden Mikroorganismen in unserem Körper und machen uns krank, schlapp und mit den Jahren alt und runzelig.

Neue Nahrung, die zum menschlichen Körper passt:

- frische Gemüse, gekeimte Samen und Nüsse, gesunde Öle und Fette wie Leinöl, Borretschöl, Olivenöl, Kokosöl, Avocados, Mandeln, Salate, Süßkartoffeln, ab und an Tofu, Hirse, Vollkornreis, Buchweizen, und vieles mehr.. (alles basenbildende Lebensmittel)

Das Idealgewicht stellt sich von selbst ein, Du musst nie wieder hungern! Ich esse, bis ich platze. Von den richtigen Dingen.. die nicht mit gängiger Völlerei zu vergleichen sind.
Schäden werden rückgängig gemacht, Krankheit verschwindet, Deine Kraft kehrt zurück und Dein Energiepegel explodiert.
Als schöner Nebeneffekt - neben der Gesundheit - wird auch noch Dein Spiegelbild um 7-10 Jahre jünger werden.

Der Unterschied in unseren Körpern - Gesundheit und Fitness versus Erschöpfung

Krankheit verändert das gesunde Milieu im Körper (ein basisches) zu einem ungesunden Milieu (ein saures). Dieses Milieu ist der Grundstein einer jeden Krankheit. Egal, wie groß oder klein sie ist. Wie ernst oder gefährlich sie ist.

Alle Krankheit entsteht aus einem sauren Milieu
im menschlichen Körper.

Dies hat, vor über 150 Jahren, schon Antoine Béchamp, ein französischer Mikrobiologe bewiesen, als er das menschliche Blut untersuchte und eben dies herausfand.

Sein Credo: „Der Erreger ist nichts, das Milieu ist alles!“ Was meinte er damit? Schlicht, dass Krankheit nicht von außen zu uns kommt, sondern dass ein krankes Milieu im Körper diese Krankheiten erst entstehen lässt.
Ein gesundes Milieu im Körper kann jedem Erreger trotzen. Weil dieser dort keine optimalen Bedingungen vorfinden wird. Krankheit kann dort also unmöglich entstehen.

Sein Mitstreiter Louis Pasteur, dem die gängige Schulmedizin glauben schenkte, machte seine Arbeit (eine falsche Erkenntnis) populär.
Nämlich die Annahme, dass Krankheitserreger von außen zu uns kommen und uns krank machen. Und dass wir deshalb unsere Nahrung sterilisieren, pasteurisieren und schlicht keimtot machen müssten, um von diesen nicht angesteckt zu werden.

Noch am Sterbebett gab er zu, dass seine wissenschaftlichen Untersuchungen falsch und Béchamps Erkenntnisse richtig waren. Trotzdem schert diese letztendliche Aussage die wenigsten, sodass es heute falsch die Bücher füllt.

Ja, sie sind da draußen, diese Keime. Aber sie können nur bei dem Schaden anrichten, der prädestiniert dafür ist.
Genau in diesem Moment bist Du Hunderten von Keimen ausgesetzt, aber Du bist nicht dauerkrank. Sie können nur dann Schaden anrichten, wenn Du z. B. gerade emotional etwas durchmachst, weil dann Dein „Säurefaß“ durch den psychischen Zustand überläuft..

Stress, Trauer etc. heben den Säurepegel und Dein Immunsystem hat einen schwachen Moment, in dem es dann passiert und die Krankheit zuschlägt.

Aber Du kannst es ja durch äußeres Handeln selbst beeinflussen und steuern!

Körperlicher Zustand und psychisch-seelischer sind **nicht voneinander getrennt**. Wer das begreift und das Schlupfloch der Nahrung nutzt, um sich auf allen Ebenen zu stabilisieren, lässt noch so hartnäckige Krankheiten an sich vorbeiziehen.. Weißt Du, was das für Dich als Alleinerziehende in Deinem Alltag und für die Möglichkeiten Deiner Zukunft bedeutet..? Ein absoluter Vorwärts-Schub, raus aus der Erschöpfung und rein in das, was getan werden will.

Kapitel 4 Deine Möglichkeit, den neuen „Lifestyle" im Alltag zu praktizieren

Dr. Robert O. Young, amerikanischer Mikrobiologe, griff die Erkenntnis von Béchamp wieder auf und begann, wissenschaftliche Untersuchungen durchzuführen, indem er das Milieu im Blut untersuchte.

Er fand heraus, aus Tausenden von Blutuntersuchungen und genauso vielen Menschen, die durch das Verändern ihres Milieus über die Nahrung gesund wurden, dass es tatsächlich stimmte, dass ein übersäuerter Körper zwangsläufig krank wird und ein durch vorrangig basische Lebensmittel basischer Körper mit entsprechendem Milieu vor Gesundheit, Kraft und Jugendlichkeit nur so strotzt!

Diesen Zustand kann sich jeder unter einem Dunkelfeldmikroskop im Blut anschauen. Ein übersäuerter Körper weist magere und verkümmerte (ja fast verhungerte!) Blutzellen auf. Regelmäßige Untersuchungen meines eigenen Blutes in der Praxis meiner lieben Eltern zeigen unter dem Dunkelfeldmikroskop deutlich runde und pralle, mit Sauerstoff gefüllte Blutzellen in klarer strahlender Umgebung.
Und genau so, wie die Beschreibung meiner Blutzellen, fühle ich mich auch und kann entsprechend meinen Alltag leben!

Ich selbst durfte Dr. Robert O. Young vor vielen Jahren, im Alter von 14 Jahren, kennenlernen, als er bei einer Europareise auch auf die Couch im Wohnzimmer meiner Eltern fand.
Ich erinnere mich, wie ich seine Haut und seine offensichtliche Gesundheit und Fitness bewunderte. Obwohl er keinem überdurchschnittlichen Schönheitsideal entsprach. Seine Augen hatten ein so klares und gesundes Weiß und er war gelassen und fit.

Damals hatte er noch eine Halbglatze. Heute, während 30 Jahren neuer Ernährungsweise (während, nicht erst nach 30 Jahren), ist seine Halbglatze verschwunden und er hat volles Haar (schlussfolgernd auch volle Nährstoffdepots im Körper).

Dein IST-Zustand

Was geschieht jetzt gerade mit Deinem übersäuerten Körper?
Er ist permanent damit beschäftigt, sich selbst vor den säuernden Prozessen aus Alltagsstress und Fehlernährung schützen zu wollen. Hierfür nimmt er Mineralien aus Deinem Körper (Knochen, Haare, Nägel, Gewebe etc.) und macht damit die Säuren unschädlich, scheidet sie entweder aus oder - bei totaler Überforderung - lagert sie als sogenannte „Schlacke“ im Körper ab.

In den Gelenken ist diese abgelagerte Säure als Gicht bekannt. In den schwabbeligen Schenkeln einer Frau als Übergewicht und Cellulite. Tragischerweise sind diese Frauen meist gar nicht wirklich überernährt, sondern sogar unterernährt! Das Übergewicht sind Schlacken als Notlösung des Körpers, um seine wichtigen Organe (Herz, Lunge, Verdauungsorgane) und Körperfunktionen zu schützen und aufrechtzuerhalten.

Würde man diesen Frauen alles an Schlacken nehmen, würde man sehen, wie ausgehungert ihre Körper in Wahrheit sind (über Nahrung, die keine Nährstoffe enthält, sondern verschlackt, sowie wuchernde Mikroorganismen, die uns mit ihren Ausscheidungen krank machen).

Teufelskreis
Säurekreis
– zu dick –

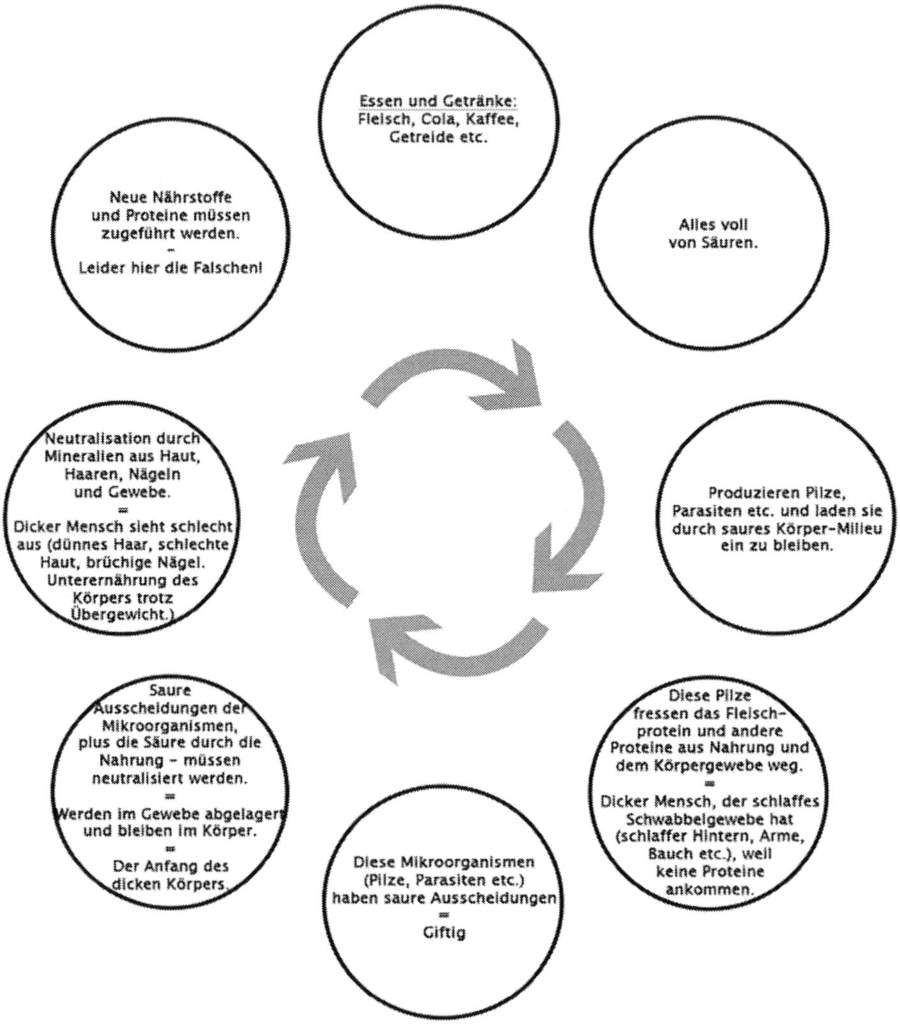

Teufelskreis
Säurekreis
- zu dünn -

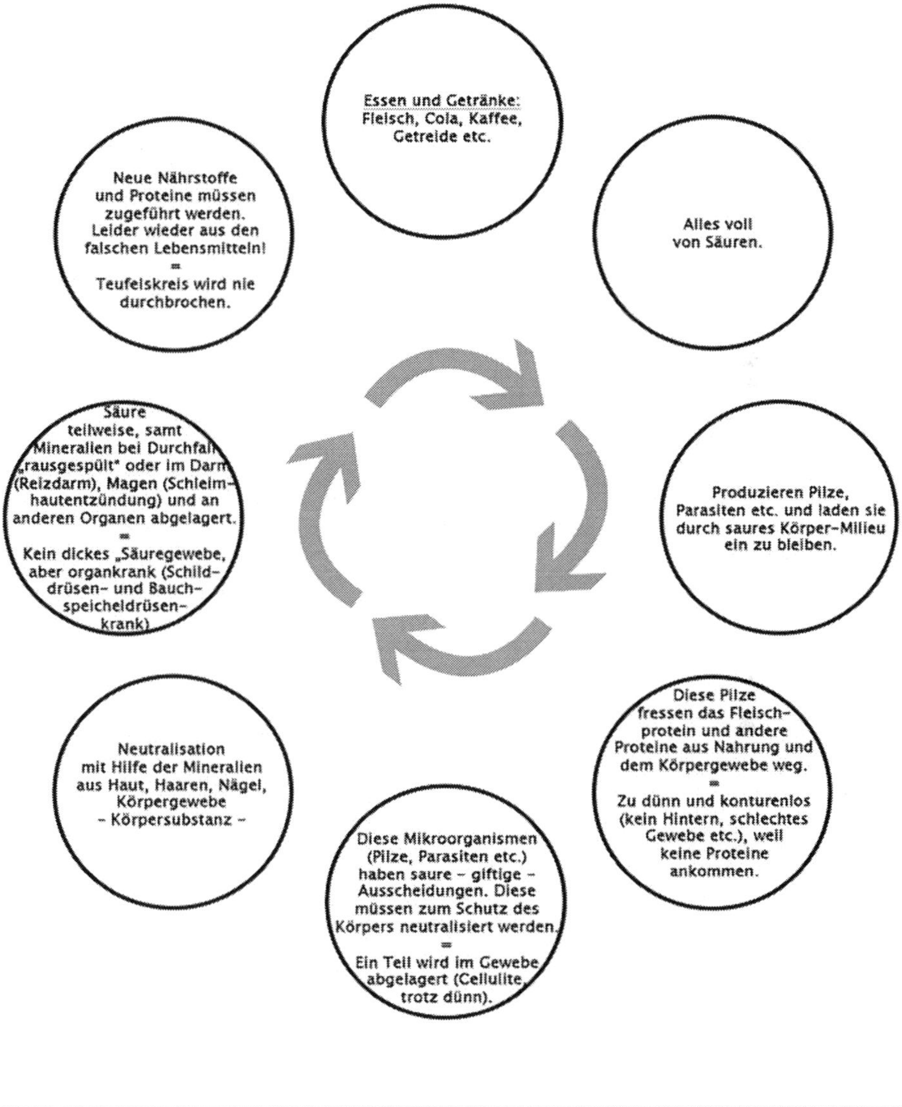

Fazit:
Zu dicke und zu dünne Menschen sind **beide** mangelernährt! Weil weder genug Protein im Körper ankommt, noch genug Nährstoffe übrig bleiben. Der eine lagert die Säuren im Gewebe ab (ist dick) und der andere in und an den Organen, die das Essen nicht richtig verwerten können (ist dünn, meist chronisch krank und auf lange Sicht echten und großen Krankheiten ausgeliefert, wegen der Organbelastung!).

Viele der „Muckimänner“, die viel Protein aus Fleisch essen, sind total verpilzt und übersäuert.
Das Protein kommt genauso schlecht im Körper an wie bei anderen untrainierten Menschen.
Das, was als Muskelmasse missinterpretiert wird, ist in Wahrheit größtenteils aufgeschwemmtes Gewebe, in dem die neutralisierten Säuren aus dem Tierfleisch abgelagert werden.

Deshalb sind sie auch nicht wirklich fit und holen sich schnell Zerrungen. Es ist keine **echte Substanz** vorhanden. Du kannst Dir diese **echte Fitness** aber holen!

Dein WIRD-Zustand

Und was geschieht nun, wenn Dein Milieu wieder in den gesunden, basischen Bereich geht?
Dann hast Du das, was kaum noch wer hat (selbst 17-Jährige haben schon Cellulite und Schwabbelkörper. Das gilt leider schon als normal..).

Dann hast Du:

- Kraft
- klares Augenweiß (sogar Brillenträger müssen neue Gläser bekommen, weil ihre Augen besser werden)
- Haut, um Jahre jünger
- Muskulatur und eine richtige **Körper-Form**
- Du wirst früher wach sein und später ins Bett gehen können, weil Du vor Gesundheit nur so strotzt. (Ich bin die ersten Babyjahre nachts regelmäßig erst um 2.00 Uhr ins Bett gegangen, wurde bis zum morgen kleinkindbedingt mehrmals geweckt und musste dann um 7.00 Uhr wieder aufstehen. Plus der Alleinerziehend-Belastung tagsüber - meine Ernährung, plus Ziele haben, hat dies ermöglicht.)
- Du bist weniger gereizt und nervlich nicht so schnell überfordert. Ja, Du wirst in den Augen Deiner Mitmenschen geradezu unmenschlich werden.

Bist Du k. o.? Bist Du erschöpft? Und schleppst Dich nur so von Tag zu Tag in Deinem Alleinerziehend-Alltag herum? Und bist Du irgendwie neben all Deinen alltäglichen Endlosaufgaben trotzdem total unzufrieden, weil Dein „nachgeburtliches Aussehen“ weit vom ursprünglichen entfernt ist, obwohl Du genauso isst und handelst wie noch vor Deinem Kind/Deinen Kindern?

Genau! Du isst und handelst wie noch vor Deinem Kind
und dies ist auch der Grund für all das..

..Die Entbindung meines Kindes war anstrengend, verlief aber „spontan" und ohne jegliche Schmerzmittel, weil ich mich während der Schwangerschaft gut vorbereitet hatte. Zwei Tage nach der Geburt bat mich der ortsansässige Physiotherapeut auf der Entbindungsstation mein T-Shirt hochzuziehen, um am Bauch zu fühlen, inwieweit die nachgeburtliche Rückbildung in Gang gesetzt war. Völlig erstaunt meinte er: „Huch, der ist ja fast flach.. So etwas habe ich noch nicht gesehen..." Und: Ob ich tatsächlich vor ein paar Stunden ein Kind zur Welt gebracht habe..

Fange JETZT an, Dein Potenzial zu nutzen!

Trete in Aktion!

Schritt 1 - Dein Trinkverhalten:

Damit kannst Du sofort anfangen. Zwischen den Mahlzeiten basische Getränke zu Dir nehmen, die Deinen Körper fluten.
Der Mensch besteht zu 80 % oder mehr aus Wasser! Es ist so logisch, dass dieses Wasser in uns die Chipkarte zu Gesundheit und Schönheit ist, oder zum genauen Gegenteil.
Wenn der Fisch krank ist, wechsle das Wasser! ..und Dein ganzes Milieu wird sich verändern..

- Am besten nimmst Du dafür gefiltertes Wasser aus dem eigenen Hahn (siehe Filterempfehlung in Adressliste) oder sehr hochwertiges gekauftes.

- Zitrone ist sauer, wird aber im Körper basisch verstoffwechselt. Also rein damit in Dein Wasser und es schmeckt dann auch gleich besser.

- Hole Dir H2O2 (Wasserstoffperoxid 2-3%ige Lösung) oder CLO2 für ein paar Cent aus der Apotheke oder kaufe Dir die pH-Tropfen, welche ich im Adressverzeichnis aufgelistet habe.
  Diese haben einen hochbasischen pH-Wert, der Dein Wasser aufbereitet.
  12-16 Tropfen davon pro Liter zum Wasser geben. Fertig ist Dein basisches Getränk.

- Wenn Du grünes Gemüse nicht selbst entsaften willst (ich tue das auch nicht), dann nimm ein paar Euro in die Hand und hol dir Grüngemüsepulver (Adressen und Bezugsquellen im Anhang), welches Du (hier natürlich ohne Zitrone) in Dein Wasser mischst.
  Wir sagen dazu schlicht „Greens“ und trinken von diesen „Greens“ täglich 3 Liter und zusätzlich 1 Liter basisches Wasser mit Zitrone.

Lass Dich jetzt nicht verunsichern, wenn Du noch kein „Vieltrinker“ bist. Fange mit ein paar Gläsern an und Dein Körper führt Dich zu höheren Mengen, weil er dann mehr haben wollen wird.

Mach dann weiter mit 1-2 Litern Greens und versuche Dich bis zu 3-4 Litern zu steigern.
Ein Liter davon kann, wie schon gesagt, Wasser mit pH-Tropfen und Zitrone sein. In diesem Fall: je mehr, desto besser..

Deine Geschmacksknospen werden sich nur schon durch das neue Trinkverhalten in kürzester Zeit verändern (weil das Verlangen auf bestimmte Dinge, nur das Verlangen Deiner Pilze ist, für die Du bislang all das Ungesunde gegessen hast) - die Umstellung wird Dir so recht leicht fallen.

Säuren werden durch basisches Trinken gebunden, Schlacken gelöst und nach draußen transportiert.
Bitte trinke bis zu ca. 2 Stunden vor und erst wieder 2 Stunden nach dem Essen diese basischen Getränke.
Warum? Weil unser Magen zur Verdauung der Nahrung Säure bildet. Diese ist nicht schlecht! Wir brauchen im Magen während des Verdauungsprozesses diese Säure, damit das zersetzte Essen im weiteren Verlauf durch Gallenflüssigkeit und im Darm verwertet werden kann (Nährstoffaufnahme).

Wenn Du nichts im Magen hast und trotzdem Schmerzen aufgrund von Säure, dann ist diese Säure nicht gut und fehl am Platz. Es ist ein Zeichen von grundsätzlicher Übersäuerung im Körper.
Aber Du sanierst alles mit diesen Maßnahmen.

Es kann sein, dass die Beschwerden, die Du sonst kennst (Kopfschmerzen, Müdigkeit, Niedergeschlagenheit ..) für kurze Zeit verstärkt werden.
Das liegt daran, weil alles gelöst wird und es sich nun erst einmal den Weg nach draußen (Toilette) bahnen muss.

Das Blut und der Urin sowie Dein Speichel werden vorübergehend einen saureren pH-Wert aufweisen und danach rasch besser sein. Die ersten Tage können demnach von Übelkeit, Kopfschmerzen oder Durchfall geprägt sein. Aber nicht bei jedem.
Einfach weiter trinken und nach wenigen Tagen geht es Dir drastisch auf allen Ebenen besser.

Dann ist es im nächsten Schritt an der Zeit, „neue“ Lebensmittel in die Küche zu sortieren. Welche, die Vitalstoffe haben und nicht übersäuern.

Schritt 2 - Neues dazunehmen:

- Beginne nun, Dich an Salat, zusätzlich zu Deinen aktuellen Gerichten, zu gewöhnen. Du kannst köstliche Dressings aus gesunden Beautyölen wie Leinöl, Olivenöl oder Avocadoöl dazu machen.
  Diese Stoffe nähren Deine Zellen und machen fit und schön. Du wirst sowieso Hunger darauf haben.
  Die Salate immer vor der warmen Mahlzeit essen. Nicht danach und nicht dazu. Der Darm kann sie so im besten Zustand (im rohen Zustand) verwerten und nimmt mehr davon auf. Außerdem bist Du dann von den „richtigen“ Sachen zuerst satt (vom Salat) und nicht hauptsächlich vom gekochten Essen, welches minderwertiger und säuernder ist als ungekochtes.

- Eine warme Mahlzeit (am besten mittags) kannst Du später auch komplett durch einen großen Salat austauschen. Vor allem im Sommer, wenn der Hunger darauf größer ist.

- Beginne, basisches Gemüse zu integrieren und ungesunde Kohlenhydrate lediglich durch gesunde zu ersetzen (siehe untenstehende Tabelle mit basischen und sauren Kohlenhydraten).

Die Umstellung muss nicht, kann aber, radikal geschehen. Du kannst Dir aber auch genauso gut Zeit lassen und langsam in die neuen Gewohnheiten übergleiten. Denke nicht, Du musst nun auf tolles Essen verzichten.
Die Dinge sind so unglaublich lecker, dass Du lachen (oder weinen) wirst, weil Du nicht schon viel eher in diesen Genuss gekommen bist.

Wenn Du diese Lebensform mit Sport kombinierst, hast Du noch bessere Ergebnisse (Dein Körper wird auch Lust darauf haben, weil er nun die Kraft dafür bekommt). Aber auch ohne Sport, wird sich massiv etwas verändern.

Schritt 3 - alte Gewohnheiten nach und nach weglassen:

- Merke Dir durch die folgende Tabelle, was basisch verstoffwechselt wird, und fange an, diese Dinge vermehrt einzukaufen.

- Lasse gleichzeitig die sauer aufgelisteten Nahrungsmittel immer mehr weg oder verbanne sie gerne sofort komplett aus Deinem Speiseplan.

- Bedenke auch, dass Du nicht „verzichten“ musst.
  Deine Geschmacksknospen müssen sich erst umgewöhnen. Und wenn Du zwischendurch doch mal Lust auf etwas „Verbotenes“ hast, dann tu es. Es macht Deinen Weg dadurch nicht zunichte.

  Es ist wichtig, dass Du das Verhältnis nicht verlierst. Also ab und an mal basisch essen und sonst wie Sau, geht nicht.

Die meiste Zeit nach diesen Vorgaben und ab und an etwas „außerhalb der Reihe“ essen, ist möglich.
So fährst Du ein Leben lang gut damit.

- Du musst auch nicht auf Kaffee verzichten. Wenn Dein Milieu sich verändert hat, wirst Du ihn nicht mehr mögen und ihn automatisch weglassen oder ihn nur noch sehr eingeschränkt haben wollen.

Deine „Fit-und-Attraktiv"-Tabelle basischer und saurer Lebensmittel

Basische Lebensmittel sowie basische (sehr gute) Kohlenhydrate, die täglich gegessen werden sollen:

- Gemüse (roh im Salat und gedünstet)
- Gemüsebrühe
- Salat (saisonal – der Jahreszeit angepasst)
- Sprossen
- Avocado, Tomaten, Grapefruit und Zitronen (alles Früchte, die zu den basischen Ausnahmen gehören und sehr gesund sind)
- Kräuter
- Buchweizen (auch gekocht hochbasisch!)
- Nüsse, Mandeln, Samen
- Gemüsesäfte, Gräsersäfte (als Pulver in Wasser oder Steckkapseln)
- Mandelmilch (Achtung: im Handel häufig mit Zucker und wenig Mandelinhalt)
- Wasser mit pH-Tropfen (H2O2 oder CLO2) und Zitronensaft

Leicht säuernde und neutrale Lebensmittel sowie „gute" Kohlenhydrate, die täglich gegessen werden sollen:

- Hirse z. B. von Denree (ist am leckersten und am schnellsten in der Zubereitung)
- Quinoa, Amaranth, Vollkornreis
- Leinöl, Olivenöl, Borretschöl, Nachtkerzenöl, Avocadoöl, Hanföl (nicht erhitzen!), Kokosfett (erhitzbar, zum Braten!)
- Reismilch (z. B. mit Vanille von „Natumi")
- Steviasüße

- Reismehl
- Stein- oder Himalajasalz

Leicht säuernde und neutrale Lebensmittel sowie „gute" Kohlenhydrate, die ab und an verzehrt werden sollen/können:

- Sahne, Butter
- Eier, Fisch
- Kartoffeln (in Mengen zu belastend für die Bauchspeicheldrüse und zu kohlenhydratlastig)
- Honig
- Hülsenfrüchte (Bohnen)
- Sojaprodukte/Tofu (z. B. Tofu basilico von „Taifun")
- Vollkornprodukte (aus Dinkel oder Kamut)
- Obst (ganz selten als Genuss in Ordnung)

Säureüberschüssige Lebensmittel und schlechte Kohlenhydrate, die gemieden werden sollen:

- Fleisch (vor allem Schweinefleisch)
- Wurst
- Industriezucker
- Süßigkeiten und Backwaren
- Süßstoffe
- Fast Food
- Fertigprodukte/Tütenprodukte
- Weißmehl und vor allem Weizen
- „normale" Weizennudeln
- Milchprodukte wie Joghurt, Milch, Käse, Quark etc..
- Chips und salzige Knabbereien
- Softdrinks und Energiedrinks
- Limonaden
- Obstsäfte
- Kaffee
- Alkohol

Kapitel 5 Die Wahrheit über das Essen

Hier erfährst Du die absolute Wahrheit über Lebensmittel, um in Zukunft das Richtige zu essen und das Schlechte aussortieren zu können..
Sieh der Wahrheit ins Gesicht und profitiere davon massiv:

KlasseMami-fit-und-attraktiv-Prinzip Nr.2
Lass die Finger von „gesundem" Obst und anderem Zucker!

Der Zucker- Kollaps (Süßigkeiten, Fertiggerichte, „Tüten-Gerichte", Obst und Fruchtsäfte)

Beginnen wir doch gleich einmal mit **Obst**. Obst ist vitaminreich. Ja. **Aber nicht gesund.**
Wenn ich höre, wie ein übergewichtiger Mensch sagt: „Ich esse jetzt nur noch Obst, ich will endlich abnehmen", dann möchte ich am liebsten hingehen und sagen: „Nein, tu das bloß nicht!".

Obst übersäuert nämlich unglaublich doll, egal, wie toll die Vitamine da drin sind, die kriegt man auch aus Gemüse.
Die unreife Frucht am Baum, die weder süß noch vollendet ist, ist meist basisch, aber nicht essbar. Diese Frucht wird dann im Laufe der Zeit reif.
In Wahrheit aber fault sie. Sie vergärt und bildet Zucker. Wird also süß.

Das essen wir dann. Zersetzte Nahrung, die gärt und voller Zucker ist. Mmhh.. freuen sich unsere Pilze im Darm. Den Zucker machen sie dann ganz schnell zu Alkohol und der gelangt in unsere Blutbahnen und macht uns duslig.
DAS ist der Grund für Schlappheit und Nebelschwaden im Kopf.

Unsere Pilze produzieren durch all den Zucker am laufenden Band Alkohol und gärende Prozesse. Ein Teufelskreis.
Lass Obst und Fruchtsäfte einfach weg. Sie sind nicht gesund.
Egal, wie tief das in Deinen Zellen als wahr verankert ist. Ab und an, wenn Du in Deinem Gleichgewicht angekommen bist, kannst Du mal etwas davon essen. Aber nicht aus „Gesundheitsgründen".

Ausnahme: Als Frucht bezeichnet werden auch die Tomate, die Avocado, Zitronen und Grapefruits. Diese zählen für uns aber als extrem gesund, weil sie mit am basischsten von allen Lebensmitteln sind. Diese Früchtchen (vor allem Tomate und Avocado) kannst und sollst Du also reichlich essen und verwenden.

Industrie-Zucker ist noch schlimmer als der natürliche. Er ist in eigentlich allen abgepackten und vorgefertigten Tüten- und Schnellgerichten drin. Praktisch in allem, was aus mehr als einer Zutat bestehend zu kaufen ist.
All das, was Du zum „Zeitsparen" gerne nimmst.

Mal davon abgesehen, dass in diesen Tütensachen noch weit mehr eklige Dinge drin sind, die Du Dir gar nicht vorstellen magst - Industrie- und Tier-abfälle chemisch, farblich und geschmacklich aufbereitet - unterstützen sie Deine Milchmädchenrechnung Zeit sparen zu können.

Sie rauben Dir aber in Wahrheit die Zeit durch Dein „Dauer-K. o." und nicht durch das Zubereiten „echter" **Lebens**mittel (Mittel, in denen Leben drin ist und die Dir Leben ermöglichen).

Wenn Du als Ausnahme doch mal Zucker isst, versuche braunen Rohrzucker vorzuziehen, denn dieser ist nicht isoliert, wie das beim weißen der Fall ist. Er hat noch eine Hülle aus Nährstoffen, die in der Lage ist, schlechte Stoffe gleich an sich zu binden und beim nächsten Stuhlgang sofort wieder aus dem Körper mit raus zu nehmen.

Vergleichbar wie Weißmehl (isoliert) und Vollkornmehl (mit nährstoffreicher Hülle). Verträgt aber nur ein gesunder (basischer) Körper und nur in geringen Mengen als Ausnahme.

Tipp:

- Kaufe vermehrt Zutaten ein, die eben aus nur einer Zutat bestehen.

Also kein Soßenfertiggemisch, sondern wenige einzelne Zutaten, aus denen Du dann eine eigene Soße machst.

- Gewöhne Dir die Süßigkeiten ab.

Ich mag Süßigkeiten, wenn überhaupt, nur, wenn mein Hormonsystem auf Hochtouren läuft (während meiner Periode), aber dazwischen habe ich keinen Geschmack dafür. Das Verlangen darauf ist sowieso nicht Deines, sondern nur das Deiner Pilze! (Ich meine mit Pilzen sämtliche übermäßig vorhandenen Mikroorganismen im Körper.)

Wenn Du Hunger hast, haben meist nur Deine Pilze und Parasiten im Darm Hunger. Und wenn der Hunger auf Süßes besonders hoch ist, dann weißt Du, dass Du besonders viele Besucher im Körper hast.
Entziehe ihnen den Nährboden!

- Nimm statt Zucker lieber Steviasüße (unbegrenzt) und ab und an Honig in geringeren Mengen.

Wenn Du in Dein gesundes Gleichgewicht gefunden hast, ist Obst wie gesagt ab und an nicht schädlich und als Genuss verträglich.

KlasseMami-fit-und-attraktiv-Prinzip Nr.3
Meide die „bösen“ Kohlenhydrate und iss ab und an von den „guten Kohlenhydraten“.

Der Getreidewahnsinn (Brot, Snacks, Pasta etc. aus sauren Getreidearten und Gluten)

Keine Angst. Auf Brot verzichten ist gar nicht schwer.
Pasta und andere Dinge aus Getreide (Kuchen und Ähnliches) kannst Du aus basischen, getreideähnlichen Dingen leicht „nachmachen“.

Das Getreide und seine Erzeugnisse an sich (wie Weizen, Dinkel, Bulgur, Grieß, Hafer etc.) ist heute überzüchtet und nicht mehr mit dem Getreide von vor 50 Jahren zu vergleichen.
Nach dem Essen von Brot bist Du schlapp und „voll“, achte einmal darauf. Nach z. B. basischem Buchweizen fühlst Du Dich genährt und satt, aber fit und leicht.

Es gibt Menschen mit Krankheiten, deren Leben sich nur allein durch das Weglassen dieser Getreide verändert hat.
Allergien und Krankheiten sind darauf zurückzuführen. Schuld ist das Gluten (Klebereiweiß) darin. Die Menge davon hat sich, durch die Überzüchtung der letzten 50 Jahre, so drastisch erhöht und unser Körper verträgt es nicht.

Darmkrankheiten, wie Reizdarm, Blähungen, Schmerzen in diesem Bereich, Verdauungsstörungen und, und, und .. Außerdem werden Getreide sauer verstoffwechselt und sind für unsere Ernährung somit ungeeignet.
Ersetze es durch Buchweizen (ist kein Weizen, sondern ein Knöterichgewächs), durch Vollkornreis, Hirse, Quinoa und Amaranth.

Soßen können mit Reismehl gedickt werden.
Das Frühstück kann aus Buchweizen mit Sahne und Steviasüße (oder Honig) bestehen. Wenn Du Lust hast, sogar aus Wrap mit Salatfüllung oder Ähnlichem..

„Leben ohne Brot“ heißt ein Buchtitel. Gelesen habe ich es nicht, aber ich kann sagen, dass es möglich ist. Es ist das Nahrungsmittel, welches mit am meisten im Körper gärt und fault. Und somit der Erschaffer optimaler Bedingungen unserer nicht wohlgesonnenen Mikroorganismen ist (vor allem Pilze, durch die Hefe im Brot). Wenn es ab und an Brot sein soll, dann bitte hefefrei und am besten auch glutenfrei.

Brot ist der große Grund, warum viele so müde und schlapp herumlaufen. Es bedingt optimal den Säurekreislauf. Gärt, lässt Mikroorganismen wachsen, die als Abbauprodukt alkoholische Umwandlungen davon ausscheiden und in den Blutkreislauf einführen. Wir sind also nicht müde, sondern fast durchgängig alkoholisiert. Das ist kein Scherz! Die ganz üblen Getreide einfach wegzulassen, macht also einen großen Unterschied.

Für die Umstellung von Brot auf anderes, kaufe Dir Knäcke aus Reis, Buchweizen und Quinoa (z. B. das Blumenbrot Reis-Hirse-Quinoa von Le Pain des fleurs).
Dieses kannst Du mit gesunder Butter bestreichen (keine Margarine!), oder mit basischen Aufstrichen aus dem Bioladen auf Sonnenblumenkernbasis, z. B. von „Zwergenwiese“.

Fang nicht an, die gängigen glutenfreien Angebote im Supermarkt wahrzunehmen. Denn sie bestehen fast alle aus Mais. Und dieser ist (sogar im Bioladen) nicht mehr ohne Genmanipulation zu bekommen, und viel schlimmer noch:
Er ist verpilzt (genau wie übrigens auch Erdnüsse..) mit mindestens 28 verschiedenen Schimmelpilzarten. Diese willst Du aus dem Körper heraus haben und nicht noch zusätzlich reinbringen.

<u>Ohne Brot ist möglich.</u>
Es gibt sogar bestimmte Stämme in Afrika und anderen Teilen dieser Erde, welche eine Ernährung ohne Kohlenhydrate betreiben, dafür „saubere“ Proteine zu sich nehmen und Krankheit, Attraktivitätsverlust oder Alterserscheinungen nicht kennen.
Sie haben straffes Gewebe und auch ältere Frauen haben noch volle und feste Brüste.

Weißmehl/Vollkornmehl – der nicht mehr vorhandene Unterschied

Es macht heute keinen Unterschied mehr. Früher hieß es, kein Weißmehl, sondern Vollkornmehl verzehren. Das hat früher auch tatsächlich gestimmt. Weißmehl ist das Korn ohne seine Hülle. In der Hülle sind aber alle Nährstoffe drin und deswegen wurde früher (genau wie in meiner Kindheit) Vollkornmehl empfohlen.

Nicht nur wegen der Nährstoffe. Sondern weil das Weißmehl durch den Körper wandert und sich dort reaktionsfreudig Nährstoffe klaut.
Das ist dasselbe Spiel wie mit dem Zucker.
Weißer Zucker (isoliert, also ohne Hülle) klaut sich die Nährstoffe, die schon im Körper sind. Deswegen ist ab und an Rohrzucker nicht schlimm.

Er ist, wie schon oben beschrieben, nicht isoliert und klaut dem Körper keine Nährstoffe. Trotzdem ist es ein Zucker, und wie Pilze und Parasiten darauf abfahren, haben wir ja schon kennengelernt.

Zurück zum Mehl: Da Du es wegen des Glutens sowieso meidest, kannst Du, wenn Du Lust hast, ab und an etwas aus Weißmehl essen, genau wie aus Vollkornmehl. Aber nur zum Genuss! Ganz selten.. Reismehl hat kein Gluten und ist nur schwach sauer. Also hier für regelmäßigen Gebrauch bitte das volle Korn kaufen. Vollkornreismehl kann zum Kochen und Backen als Alternative prima benutzt werden.

KlasseMami-fit-und-attraktiv-Prinzip Nr. 4
Nimm regelmäßig „saubere“ Proteine zu Dir.

Die Proteinlüge

Der Körper braucht Proteine. Das stimmt. Aber bekommt er sie über das gängig Bekannte, wie Fleisch, Milch, Molke etc. wirklich?

Ich möchte einmal mit einer großen Nahrungslüge aufräumen. Der Proteinlüge..

Protein ist nicht gleich Protein - Meide tierisches Eiweiß, so gut es geht!

.. Wir sind darauf nicht ausgelegt. Auch wenn es seit einer Ewigkeit von uns Menschen gegessen wird.

Ganz besonders was Fleisch anbelangt.
Auch wenn es normal ist, dass Tiere andere Tiere essen. Diese sind ja auch von einer primitiveren Art als wir Menschen. Das ist also kein Argument, dass der Mensch deswegen ebenfalls Fleisch essen muss.

Wenn wir von Natur aus darauf ausgerichtet wären, hätte uns die Schöpfung mit Reißzähnen ausgestattet und uns nicht erst als eleganten Ersatz Besteck erfinden lassen. Unsere Därme sind darauf auch nicht ausgelegt. Es liegt viel länger im Verdauungstrakt (Magen/Darm) und gärt und fault dabei im Körper vor sich hin.

Allgemeine Fakten zum tierischen Eiweiß:

Tierisches Eiweiß hat bei der Verstoffwechslung im Körper besonders hohe und belastende Abfallprodukte.
Ja, es hat Proteine (Eiweiße). Allerdings nur ca. 20-25 %. Der entscheidende Punkt ist der Abbau dieser Eiweiße. Zusätzlich zu den Medikamenten, mit denen die Tiere kontaminiert wurden.

Beispiel: Ein Schnitzel hat ca. 160 g. Die 20 % Eiweiß, die darin sind, ergeben 32 g. Und von diesen 32 g gehen wiederum nur 30 % (!!) in den POSITIVEN Körperaufbau.

Das bedeutet, nur 10 g von Deinem mächtigen Schnitzel sind für Deinen schönen Körper von Nutzen. Der Rest (70 % davon!) stellt zwar Kalorien dar, ist aber reiner Abfall und muss von Deinem Körper entsorgt werden. Und zwar in Form von Harnsäure. Wie der Name schon sagt, ein sehr belastender Stoff, welcher sehr gerne im Bindegewebe abgelagert wird und für Deine „zarte Orangenhaut“ verantwortlich ist. So zart und schwabbelig wie zartes Schweinefleisch eben.. :)

Kommen wir noch mal zu den 70 % Abfallstoffen davon. Wie gesagt, sind dies Kalorien. Aber nicht nur das .. Dein Körper muss diese Eiweißkalorien, um sie abbauen zu können, auch noch umsanieren .. und man glaubt es kaum .. in Zucker! In einem üblen Verhältnis .. nämlich macht er aus 22 g 88 g Zucker.

Fazit:
88 g Zucker aus nur einem Schnitzel! Plus die ganze Harnsäure!
Wer hätte das gedacht .. diese Mengen an Zucker entziehen Deinem Körper Mineralien, Spurenelemente etc., um mühselig abgebaut werden zu können.
Finger weg vom (unsauberen) tierischen Eiweiß!

Sehr viele essen nicht nur ein Schnitzel, sondern auch Käse, Milch, Joghurt .. So kommt es schnell zu einer ständigen Überlastung von Niere und Leber.
Der Schmerz der Leber (durch Überbelastung) ist die Müdigkeit!

Zucker und die Abbauprodukte von tierischem Eiweiß
machen Dich einfach nur müde!

Dieser Aufwand überfordert die Leber und die Niere also ungemein.
Das wenige Protein, was wir daraus ziehen, ist es aufgrund dieser Schadstoffbelastung praktisch „gar nicht wert".

Dieses Eiweiß produziert im Körper nichts anderes als einen hoch schädigenden „Giftcocktail". Dieser wird im Gewebe abgelagert.
Ein ohnehin verstopftes Bindegewebe wird praktisch undurchlässig, durch Ablagerungen des Eiweißes in den Gefäßwänden, und im Bindegewebe selbst.

Typische Tiereiweiß-Esser (vor allem Fleisch) erkennt man daran, dass sie aufgeschwemmt (Wassereinlagerungen, um Säure zu binden) und totgesichtig (Bluthochdruck) aussehen.

Milcheiweiß - Kuhmilch (Milchprodukte)

Vor vielen Jahren, als es sie noch von gesunden, nicht medikamentierten Kühen gab - ohne Pasteurisieren und Verändern - da konnte der Mensch noch etwas besser damit klar kommen. Grundsätzlich ist sie für Kälber bestimmt. Sie hat eine viel zu hohe Konzentration an tierischen Eiweißen und Stoffen, die wir nicht verdauen können, und natürlich Abbaustoffe, wie oben beschrieben.

Der Körper bildet sofort Schleim, wenn Milch verzehrt wird. Achte mal darauf, wenn Du einen Schluck trinkst. Entweder bildet sich dieser Schleim schon im Mund oder aber im Rachen.
Im Darm wird davon noch viel mehr produziert. Das tut der Körper auch, wenn er etwas eliminieren muss, wenn er sich schützen muss. Eine Abwehrreaktion.
Milch verschlackt und verschleimt den Darm. Übersäuert ihn und ätzt mit der Zeit, nachgewiesen, Löcher in den Darm (Leaky Gut Syndrom).

Der Darm ist der Sitz von Krankheit. Und deswegen sollte die Darmgesundheit an erster Stelle stehen. Und mal ehrlich, es gibt kein anderes Lebewesen, das außerhalb des Säuglingsalters noch Milch trinkt. Und schon gar nicht die einer anderen Art!

Eine Ausnahme in bestimmten Situationen stellt die Ziegenmilch dar. Sie verschlackt genauso wie normale Kuhmilch, ist aber weniger belastet und in Notsituationen, wie z. B. Zum Aufpäppeln, für kurze Zeit manchmal hilfreich.

Wer die Möglichkeit hat, Mandelmilch selbst herzustellen, hat ein noch besseres Präparat zur Hand. Denn diese ist pflanzlich und unbelastet.

Käse, Joghurt, Quark. Alles lecker, aber aus Milch und beim Käse noch zusätzlich vergoren. Ab und an ist das okay. Aber im Alltag sollte das alles gemieden werden. Es verursacht übermäßige Gärungsprozesse und Abfallprodukte im Verdauungstrakt und bringt den Säurekreislauf so richtig in Schwung.

Die eklige Wahrheit über das Fleisch

Heutiges Fleisch ist kein Vergleich zu früher! Wir alle wissen, dass es voller Antibiotika ist und dass die Tiere grausam behandelt werden. Sie stehen in dunklen, dreckigen Ställen. In der Massentierhaltung sterben sie am eigenen Kot, den sie fressen, oder werden von den anderen Tieren tot getrampelt. Und dieses kranke Tier wird von den anderen gefressen und verseucht dann das Fleisch dieser Tiere noch mehr.

Die Bilder müssten mittlerweile allen bekannt sein. Die Tiere haben Todesangst und sind völlig übersäuert. Das zarte Schweinefleisch ist deshalb so zart, weil es von Harnsäure durchtränkt ist. Weißt Du, was Harnsäure ist? Genau, Dein Kind nennt es Pipi..

Totes Fleisch wird zur selben Sekunde des Schlachtens mit rasender Geschwindigkeit von Mikroorganismen besiedelt. Du erinnerst Dich? Nach dem Tod beginnt nämlich die sofortige Zersetzung des Leichnams. Da stellt Tierfleisch keine Ausnahme dar.

Fleisch liegt meist noch lange in Läden und im Transport. Das willst Du nicht wirklich essen.. Fleisch ist das letzte aller Nahrungsmittel, das irgendwer zu sich nehmen sollte.

Eier - das „sauberste" tierische Protein

Ohne Weiteres definitiv das beste tierische Eiweiß.
Wir waren selbst erstaunt, bei der Betrachtung der anfallenden Abbaustoffe.

Bei einem Nutzen von 50 % für den Körperaufbau und nur 50 % Abfallstoffen - also Körperabbau - ist es das am höchsten verwertbare tierische Eiweiß!
Und wenn jemand sehr geschwächt ist, empfehle ich zur Übergangszeit und Zwischenkräftigung auch immer ordentlich Eier.

Die Zusammensetzung von Eiweißqualität und Abfallprodukten darin ist ziemlich gut. Anders beim Fleisch, dort wird viel weniger Eiweiß vom Körper verstoffwechselt und es fallen viel mehr Abfallprodukte in Form von Harnsäure an, mit der der Körper fertigwerden muss.

Herkömmliche Eier aus Massentierhaltung (also keine Bio-Eier, sondern von Tieren, die mit minderwertigem Tiermehl gefüttert wurden) sind voller sogenannter Trichomonaden (eine unerwünschte Mikroorganismenart). Ei ist nicht gleich Ei. Achte also darauf, woher Du sie beziehst!

Im Blut, unter dem Dunkelfeld-Mikroskop, sind diese Trichomonaden wunderbar zu erkennen.

Ich selbst habe, kurz nach dem Verzehr von herkömmlichen Eiern aus Tiermehlfütterung, einen Blutstropfen von mir unter dem Mikroskop betrachtet und sie sich dort zahlreich tummeln sehen.

Soja

Hat auch ungesunde Abbauprodukte (Purinsäure) und ist bei übermäßigem Verzehr ungesund.
Tofu besteht ebenfalls aus Soja. Soja und Tofu haben noch mehr Abbauprodukte als Fleisch und sind ihm trotzdem vorzuziehen.
Warum?

Es ist weder von Mikroorganismen verseucht, noch mit Medikamenten oder Harnsäure zugeschüttet.
Ab und an gegessen, ist es eine super Alternative. Wer sehr selten Kohlenhydrate jeglicher Form isst, kann es sogar täglich mit basischen Salaten und Gemüsen kombiniert essen.

Schau hinten auf die Packungen drauf.
Es gibt Sojaprodukte, die mit Weizeneiweiß kombiniert sind. Das bedeutet natürlich, sie sind voller Gluten, denn Weizen hat nun mal die höchste Glutenkonzentration. Oder es gibt Sojaprodukte, die mit Ei kombiniert sind. Diese kannst Du gut nehmen, denn Ei (das weißt du jetzt) ist ein hochwertiges Protein.

Immer hinten auf die Verpackung gucken!
„Taifun“-Tofu ist nicht genmanipuliert und hat eine gute Qualität. Genauso die Sojaprodukte mit Ei-Kombi von „Eden“ aus dem Reformhaus.

Woher Du das beste Eiweiß bekommst

- Dein Eiweiß beziehst Du aus ab und an Tofu, wenn Du magst auch aus Fisch (musst Du aber nicht), und sonst aus Gemüse, in dem es reich vorhanden ist, und Hülsenfrüchten (Bohnen alle paar Tage oder ein Ergänzungspräparat).

- Es ist reichlich in Mandeln vorhanden und in gekeimten Samen (Sprossen).

Eine wahre Eiweißrevolution ist Prof. Dr. Luca-Moretti gelungen, als er die 8 wichtigsten Aminosäuren (Eiweiße) für den Menschen entdeckte.
Alle anderen Eiweiße sind irrelevant.

Er untersuchte diese essenziellen Aminosäuren in den gängigen Lebensmitteln und konnte ihre Qualität aufgrund der Abfallstoffe in diesen Produkten herausfinden.
Denn nicht die Eiweißmenge an sich wird im Körper verwertet. Das hast Du oben schon gehört. Nur ein Bruchteil davon, weil meist noch die Abfallstoffe im jeweiligen Lebensmittel mit dran hängen. Diese Abfallstoffe sind in den unterschiedlichen Lebensmitteln mal mehr und mal weniger vorhanden.

Das Eiweiß von Käse kann vom menschlichen Körper kaum verstoffwechselt werden. Fleisch noch weniger und Molkeneiweiß steht ganz unten in der Eiweißqualität. Das meiste von diesen Produkten sind nur Abfallstoffe.

Aus diesen Erkenntnissen abgeleitet, gelang es, aus Hülsenfrüchten ein Eiweißpräparat mit diesen wichtigsten 8 Aminosäuren herzustellen (MAP). Das Eiweiß darin wird zu 100 % verstoffwechselt.

Das schafft noch nicht einmal das Ei, welches mit 50 % Verstoffwechselung und 50 % Abfallstoffen immer noch ganz vorne in der Eiweißwahl liegt.

Hier in Deutschland wurde es von Dr. Reinwald in Form von Presslingen popularisiert. Sportler, Mucki-Begeisterte und ältere Menschen, ohne große Muskulatur, sind begeistert von MAP! Ich auch :)

Ohne vorhandene Abfallstoffe baut dieses „saubere" Eiweiß sofort an Muskeln und Geweben herum und formt sie. Sport greift dadurch noch schneller. Denn Eiweiße bauen nahezu alles im und am Körper (Knochen, Gewebe, Nervensystem, Immunsystem etc.).

Du findest es am Ende des Buches im Adressregister.
In Entwicklungsländern päppeln Hilfsorganisationen damit unterernährte Kinder auf. Apropos: Mein Kind isst wie ich und bekommt dieses Eiweiß auch regelmäßig.

Ein Baby oder Kleinkind hat keine sichtbare Muskulatur. Mein Kind seitdem schon.. Ein Beitrag zur körperlichen und psychischen Entwicklung, den ich nicht mehr weglassen möchte. Ich zermörsere es zu Pulver und mache daraus mit Wasser und Reismilch MAP-Milch..

Deine tierischen Eiweißausnahmen zusammengefasst:

- Wer Fisch mag, kann diesen (unpaniert) ab und an essen, denn er hat fantastisches Fett, voll von hochwertigen Omega-3-Säuren. 1x pro Monat ist ein gesundes Vorhaben.

- Eier haben eine extrem gute Verwertbarkeit und sind, in hochwertigem Zustand (bio), nicht zu verachten und nahezu „sauber“.

- Soja bzw. Tofu, kann ab und an (wöchentlich) gegessen werden. Ohne Bedenken, wenn man durch all die anderen Maßnahmen in seiner Balance ist.

- Fleisch hingegen hat wirklich nichts, was auch nur annähernd zu empfehlen wäre. Es ist und bleibt ein gärender Tierkadaver, der lediglich hübsch verpackt und mit einer Selbstverständlichkeit im Kühlregal liegt.

Das „sauberste“ Protein für Deinen täglichen Bedarf:

- Mandeln.. Mandeln.. Mandeln..
  Pflanzlich, hochwertiges Protein und hochwertiges Fett!
  Zur Abwechslung kannst Du gern auch andere Nüsse und Samen (außer Erdnüsse - verpilzt) verwenden. Am besten in gekeimtem Zustand oder zumindest in Wasser über Nacht eingeweicht.

- Sprossen haben nicht nur eine sehr hohe Nährstoffdichte, was Vitamine und Mineralien anbelangt. Sie haben auch Proteine. Hättest Du nicht gedacht, oder..? Und das ist ein sehr hochwertiges Protein. Das denkt man nicht, weil sie zeitgleich keine Kalorien haben.

- Die erste Wahl ist und bleibt bei heutigen Umweltverhältnissen die Ergänzung über das MAP-Präparat von Dr. Reinwald, weil es alle 8 essenziellen Aminosäuren, die der Mensch braucht, enthält und 0 % belastende Abbaustoffe hat.

KlasseMami-fit-und-attraktiv-Prinzip Nr. 5
Iss täglich viel gutes Fett!

Iss Fett!

Mein Lieblingsthema! Iss mal mehr.. hör ich oft von (fetten) Menschen. Die mich gar nicht kennen.. und die offensichtlich nichts über Ernährung wissen. Sonst würden sie so etwas nicht sagen und sonst wären sie nicht fett und müde.

„Fett macht fett." Das ist eine Lüge.
Wer auf Fett (das richtige) verzichtet, wird auf lange Sicht krank, dick und altert schnell.
Unsere Körperzellen, und vor allem unser Gehirnstoffwechsel, werden durch fettarme Ernährung krank und massiv gestört.
Wer Fett weglässt, wird nicht dünn, sondern lässt seine Zellen im wahrsten Sinne des Wortes „verhungern". Du wirst also nicht dünn, sondern dämlich :)

Du wirst Dein Gewicht ohne das richtige Fett niemals unter Kontrolle bekommen, früh Falten und schlabberiges Gewebe haben und – wie bei vielen Menschen bedauerlicherweise schon in jungen Jahren zu erkennen – dement (Alterserscheinungen des Gehirns).

Ich persönlich esse bewusst jeden Tag reichlich Fett. Aber vom richtigen Fett. Und achte darauf, es all meinen Speisen zuzufügen und nehme es ggf. sogar pur ein (Leinöl vom Löffel). Und ich kann nicht gerade behaupten auch nur annähernd dick zu sein.

Die ungesunden, schädlichen Fette, gegen die unser Körper wieder kämpfen muss, sind die chemischen, synthetischen Fabrikfette in all den Fertigkuchen und -gerichten. Das beliebte deutsche Öl, das Sonnenblumenöl, ist ebenfalls mit das minderwertigste und sogar schädlichste Öl. Genauso Distelöl. Beim Erhitzen bilden sich Giftstoffe, aber auch unerhitzt haben diese kaum Wert für uns.

Ganz anders bei den ganzen Sonnenblumenkernen. Diese sind (vor allem gekeimt oder zumindest eingeweicht) ein sehr hochwertiges Nahrungsmittel.

Welches Fett Du reichlich und regelmäßig essen sollst:

Kokosöl (hocherhitzbar, bildet beim Braten keine Giftstoffe, wie es andere Öle tun), Leinöl , Olivenöl (nicht erhitzen), Butter (Ja!) und Sahne (Ja!).

Leinsamen haben tolle Omega-3-Fettsäuren - unbedingt im Kühlschrank aufbewahren und nicht erhitzen! Avocado, Borretsch, Nachtkerze und Hanf sind genauso hoch im Rang wie das Leinöl und bringen gute Abwechslung. Alle (außer Butter und Sahne) kaltgepresst und nicht erhitzt!
Werden diese Öle zum Braten verwendet, bilden sie Giftstoffe.

Du solltest sie nachträglich über das Essen geben und in Salatdressings reichlich verwenden.
Wenn es geschmacklich zu meinen Gerichten passt, brate ich so viel wie möglich mit Kokosöl. Nicht nur wegen der fehlenden Giftstoffe, sondern auch, weil es zusätzlich einen Stoff hat (die Caprylsäure), welcher auf natürliche Weise gegen Pilze und Hefen in unserem Körper vorgeht.

Kokosmilch ist auch fantastisch für Soßen. Es gibt aber einen kleinen, nicht unbedeutenden Unterschied. Nämlich die Kokosmilch, die Du im Laden kaufen kannst und die so schön cremig ist, kommt aus braunen (reifen) Kokosnüssen. Diese sind von Natur aus völlig verpilzt.
Deswegen nimm nur Kokosmilch aus grünen Kokosnüssen (siehe Empfehlung im Anhang), sie ist nicht von Pilzen befallen und auch noch basisch!

Iss Avocados! Die haben Kalorien, verbrennen aber auch gleich wieder ordentlich schädliches Fett und anderen Müll, der nicht in unseren Körper gehört.

Wenn es nur eine Sache geben würde. Egal ob zu dick, zu dünn, zu faltig oder was auch immer.. ich würde immer die Avocado empfehlen.
Sie ist so grandios in ihrer Wirkung. Und hat mit das hochwertigste Fett für den Menschen.

Ich will Dich nicht mit Chemie langweilen, aber die Avocado ist chemisch so aufgebaut, dass sie ganz viel Unerwünschtes an sich binden kann und aus dem Körper transportiert, während sie Tolles abgibt. Sie macht einfach hübsch.

Diese Fette machen nicht fett, sondern sind Nahrung für unsere Zellen und halten sie jung, prall und schön. Deshalb werden sie auch in hochwertigen Kosmetika genutzt.

Jetzt stell Dir nur vor, wie prima diese „Kosmetik“ erst von innen wirken kann :)

Butter und Sahne sind noch das Beste vom Tier.
Sie werden sogar neutral bis basisch verstoffwechselt. Sie gehören nicht zum tierischen Eiweiß, sondern zum tierischen Fett. Trotzdem ist es ein Tierprodukt, das nur begrenzt Abfälle enthält.

Und da ich sowieso kein Brot esse, benutze ich die Butter nur zum Braten von einigen Dingen, die ich seltener mache und welche mit Butter einfach besser schmecken als mit Kokosfett (z. B. Zwiebeln zum Spinat oder Tomatensoße anbraten).

Wir verwenden Sahne lediglich regelmäßig für unseren Frühstücksbuchweizen. Den wollen wir (mein Sohn und ich) sowieso nicht missen, weil er uns viel besser tut als Brot. (Aus Buchweizen, Sahne, Reismilch, Vanille und ein bisschen Honig..)

<u>Welches Fett Du meiden solltest wie die Pest:</u>
Transfette der Industrie, Sonnenblumenöl, Distelöl, Sahneersatz-Präparate aus der Werbung und Buttersatz wie Margarine oder Margarine aus Pflanzenölen (durch den Verarbeitungsprozess zerstört und deshalb schädigend).

<u>Gute und lebensnotwendige Fette, die täglich verzehrt werden sollen:</u>
Leinöl, Olivenöl, Avocadoöl, Hanföl, Borretschöl (nachträglich über das Essen geben und großzügig in Salatsoßen verwenden!), nicht erhitzen oder gar braten! Kokosfett (Öl) reichlich zum Braten benutzen. Es enthält natürliche Caprylsäure. Diese geht gegen übermäßig wuchernde Mikroorganismen vor. Genau wie auch die Zwiebel und der Knoblauch diese natürliche Caprylsäure enthalten. Diese Gemüse regelmäßig ins Essen einbauen.

Fette, die ab und an (regelmäßiger) verzehrt werden sollen:
Bio-Butter und Sahne (für Gerichte und für Deinen Kaffee Sahne anstelle von Milch)

Soßen

Du kannst es Dir schon denken. Keine Fertigsoßen oder Pulver! Zucker, Chemie und allerlei anderes befindet sich darin. Beginnen wir mit den Salatsoßen. Kein Joghurt und kein Trauben-Essig. Haushalts-Essig (Weinessig), Traubenessig und all die anderen Sorten im Angebot sind pure Säure und werden auch so verstoffwechselt!

Mit Ausnahme von Apfelessig.
Dieser wird tatsächlich basisch verstoffwechselt und ist ideal für Salatsoßen. Du kannst es auch mit Zitronensaft abwechslungsreicher machen.

Diese beiden mit Deinen Lieblingsölen mischen, Salz und Gewürze nach Geschmack dazutun und es gibt sogar eine Hefe, die keine wirkliche Hefe ist und durch ihren Geschmack die leckersten Salatdressings zaubert.

Eine Hefe auf Melassebasis (aus dem Bioladen oder mein Favorit aus dem Reformhaus - Dr. Ritter Hefe). Diese Hefe kannst Du ohne Bedenken nehmen. Sie steckt voller B-Vitamine, die Deine Nerven stärken und Deine Salate lecker machen.

Du wirst Salat und Fett (Öle) ab da lieben!

Sojasoße ist leider auch leicht säuernd und die gängige ist zusätzlich voller Gluten. Wenn Du ab und zu mal welche benutzen willst, kaufe keine „Shoyu" Sojasoße, sondern „Tamari"-Sojasoße. Die Letztere ist ohne Gluten.

Wenn Du zwischendurch auf Sahnesoße Lust hast, mach es! Aber selbstgemacht! Aus Reismehl, Biosahne und eigenen Gewürzen nach Wahl (z. B. Muskatnuss und Salz). Dauert nur 2 Minuten.

Du kannst jede bislang verwendete Soße durch Öle austauschen (Nachträglich über das Essen geben! Nicht in der Pfanne oder im Topf mit erhitzen!) und Du wirst überrascht sein, wie lecker das ist. Selbst über Kartoffeln, die ab und an in Ordnung sind, tue ich leidenschaftlich gern Leinöl plus Salz darüber. Köstlich!

Über Vollkornreis und gedünstetes Gemüse tue ich sogar bis zu 3 verschiedene Öle rüber und nur noch eine Würzmischung aus dem Gewürzregal.

Tomatensoße und Spinatsoße:
Sind beides im rohen Zustand (ungekochte Tomate und ungekochter Spinat) extrem gesunde und basische Lebensmittel und super für rohe Salate.
Gekocht allerdings produzieren diese beiden (genau wie Rhabarber) eine bestimmte und sehr ungesunde Säure. Die Oxalsäure.
Deswegen Deine Spaghetti nur selten zum Genuss mit Tomatensoße oder Spinat machen..
Ich esse meist einfach Asia-Nudeln aus Reis, mit Tofu, Gemüse und Ölen.

KlasseMami-fit-und-attraktiv-Prinzip Nr. 6
Iss viel basisches Gemüse und basischen Salat!

Iss viel basisches Gemüse und basischen Salat!

Jedes Gemüse ist hoch basisch, voller Wasser und Vitalstoffe und sollte zur Hauptnahrungsquelle neben den anderen genannten Dingen werden.
Es liefert pure Energie, auch ohne Kalorien zu haben. Dort kriegst Du Deine Fette gut unter. Die Soße entscheidet, wie lecker Dein Salat wird.

Merk Dir dies:

- Versuch den Anteil an Gemüse und Salaten immer höher zu halten als das andere, was dazu gereicht wird.
  Also mehr Gemüse auf dem Teller und weniger Reis, Nudeln, Hirse etc.

- Iss viel basisches Gemüse roh, ein bisschen davon gedünstet und ganz selten nur gekocht (z. B. wenn Du Hülsenfrüchte in der Suppe oder als Eintopf machen willst).

- Das Gemüse nicht braten, sondern mit Deckel und ein paar Esslöffeln Wasser auf mittlerer Stufe ein paar Minuten dünsten. Dadurch entstehen 1. keine Röststoffe, die ungesund sind, und 2. lässt das schonende Dünsten in einer „Wasserpfütze" es schmackhaft gar werden und doch fast roh (knackig) sein.
  Die Inhaltsstoffe werden dabei kaum verloren gehen.
- Jeden Tag 1-2 Salate, vorgeschnippelt aus dem Kühlschrank und in den Sorten saisonal angepasst, sind das Schnellste und Beste im Alltag!
  Kein Eisbergsalat - ist nur eine Modeerscheinung und praktisch nährstofflos. Lecker wird Dein Salat durch die Öle! (-siehe „Soßen"-)

Die besten basischen Gemüse:
Brokkoli, die Nr. 1! Lauch, Zwiebeln, Knoblauch (alle drei, vor allem Knoblauch, haben natürliche Stoffe gegen Pilze), Paprika, Zucchini, jede Art von Kohl etc. ist willkommen.

Bitte meide Speisepilze. Wenn Du total auf Champignons abfährst, iss sie nur ganz selten aus Genuss und als etwas Besonderes. Sie sind Pilze und denen in unserem Darm gar nicht so fremd.

Kartoffeln: am besten neue Kartoffeln, sie sind noch nicht von Pilzen befallen. Ansonsten Süßkartoffel (gut für ein ausgeglichenes Hormonsystem) und andere rote Kartoffelarten.
Aber lieber selten Kartoffeln machen, oder wenig davon im Eintopf unterbringen. Denn Kartoffeln (mit Ausnahme der Süßkartoffel!) treiben blitzartig den Insulinspiegel nach oben.
Das bedeutet, auf lange Sicht ist es kein gutes Nahrungsmittel für die Bauchspeicheldrüse.
Diese Drüse ist maßgeblich am Verdauungsapparat beteiligt.
Kartoffeln also auch Richtung „ab und an -Genuss" einordnen.

Grundsätzlich kannst Du Dir merken: Alles grüne Gemüse ist besonders basisch und chlorophyllreich und soll bevorzugt gegessen werden (Chlorophyll = grüner Pflanzenstoff voll Sonnenenergie und Vitalstoffen).

Nach dem Einkaufen:
Alles in Wasser mit ein paar pH Tropfen (z. B. H2O2 aus der Apotheke) waschen, um Chemie beim herkömmlichen Gemüse oder Parasiten (häufig bei Biogemüse) abwaschen zu können.

Nüsse, Samen, Keimlinge - die Nährstoffbomben

Keimlinge sind die größten Nährstoffbomben. Gebe sie großzügig über Deinen Salat, in einen Wrap oder pur zwischendurch.
Du kannst sie aus Sonnenblumenkernen, Mungobohnen, Alfalfasamen etc. selbst züchten oder sie (so wie ich) fertig im Bioladen kaufen.

Ich kaufe sie lieber fertig, denn ich möchte mich nicht verzetteln und das Risiko eingehen, deswegen damit irgendwann aufzuhören. Dafür ist mir meine Zeit auch einfach zu schade. Daher erkläre ich hier auch nicht, wie Du selbst Keimlinge ziehst, weil ich weiß, was nötig ist und was unnötig Arbeit erzeugt. Ich gebe nur das an Dich weiter, was in den Alltag einer alleinerziehenden Single-Mama passt!

Genauso koche ich keine drei Stunden Bohnen, mit großer Vorarbeit, sondern kaufe sie einfach fertig gekocht im Glas. Man muss nicht alles selbst machen, sondern nur die richtigen Dinge selbst machen..

Achte darauf, nichts aus der Konserve zu kaufen. Die Verpackung besteht aus Aluminium und dieses hast Du dann auch im Lebensmittel. Aluminium gehört nicht in den menschlichen Körper. Durch die Umwelt kriegst Du sowieso schon genug davon mit..

Nüsse und Samen haben das tolle Protein und auch die prima Fette.
Es gibt Nüsse, die solltest Du wegen Verpilzung meiden (wie Paranüsse, Walnuss, Erdnüsse..) und es gibt ganz besonders gute, wie z. B. die Mandel. Und wie Du schon weißt, ist das Protein darin fantastisch.

Wenn ich nicht hätte stillen können, wäre mein Kind mit selbst gemachter Mandelmilch aufgewachsen.

Mandeln kannst Du roh knabbern, über Salate hacken oder als cremigen Bestandteil in Smoothies verwenden (rohes Gemüse im Mixer zubereitet).

Eine wichtige Sache dazu: Mandeln und andere Samen (Sonnenblumenkerne, Leinsamen etc.) sollten immer vor dem Verzehr über mehrere Stunden (ich mache immer über Nacht) mit Wasser bedeckt werden und „eingeweicht" werden.
Sie schmecken besser. Sie haben ihre Enzymtätigkeit vorbereitet (sind vom Protein her vorverdaut) und sind um ein Vielfaches hochwertiger für den Körper.

Außerdem ist es nicht gesund, uneingeweichte Mandeln und andere Nüsse in großer Vielzahl zu essen. Sie sind kaum verdaubar. Aber eingeweicht sind sie ein Geschenk für die Gesundheit!

Mandeln sind die Nummer eins unter den Nüssen, auch bei uns zu Hause. Du kannst es dennoch abwechslungsreich gestalten und alle Nüsse und Samen, die Du magst, einweichen (z. B. Sonnenblumenkerne - hier nicht schädlich, sondern nur als reines Öl -, Leinsamen, Haselnüsse usw.). Sei kreativ und finde Deine Favoriten!
Du kannst sie auch als Mehl für Kuchen verwenden!

Achtung: Erdnüsse sind hochgradig verpilzt. Iss sie weder als Erdnussbutter, noch geröstet, noch in natura.

Gewürze

Das ist leicht. Alle Würzmischungen mit Zusätzen raus. Und jedes Gewürz aus dem Gewürzregal im Bioladen ist willkommen.
Schau hinten auf die Verpackung drauf! Du kannst Deine eigenen Schnittlauch und Petersilientöpfe in der Küche haben und alles frisch machen..

..Als vielbeschäftigte Single-Mama reicht es, Petersilie und Co. in der Gefriertruhe zu haben. Das, was unbedingt selbst gemacht werden muss, selbst machen, ansonsten so wenig Aufwand wie möglich machen, um die wesentlichen Dinge nicht wieder fallen zu lassen.

Tricks für nach dem Einkaufen und zur Vorbereitung bekommst Du noch im Praxisteil weiter hinten.

Hefe-Wampen

Hefe ist ein Produkt, welches aus Bakterien und Gärungsprozessen besteht. Dieser Prozess wird im Körper (vor allem im Darm) weitergeführt.
Du kennst die Blähbäuche nach dem Hefezopf und dem Brot (denn da ist Hefe drin). Es begünstigt das Wachstum und die Nährböden von Hefepilzen. Genau damit wird gezüchtet!

Sie ist in Backwaren enthalten und im Alkohol. Dieser gärt schließlich auch nur durch Zugabe von Hefe.
Du kannst zwischendurch Sekt trinken oder mal einen Wein. Aber das sollte nicht die Regel sein.

Im Alltag lieber jede Art von Alkohol weglassen, denn das ist die Bruthöhle aller schädlichen Mikroorganismen. Außerdem hast Du als Mama eh keine Zeit, regelmäßig besinnungslos herumzulaufen :) Ein Grund warum viele Menschen so aufgeschwemmt aussehen. Vor allem die Biertrinker. Keiner ist wohl so verpilzt und kaputt im Darm wie Alkoholiker und Biertrinker.

Hefe ist leider auch viel in Packungen und Würzmischungen mit drin, weil sie so einen tollen Geschmack hat. Deshalb: Schau hinten immer auf die Verpackungen drauf und halte Ausschau nach Hefe, Mais oder Maismehl. Diese Sachen sind sehr schädlich und häufig in Produkten enthalten. Sogar in Gemüsebrühen findest Du sie.

Kaufe eine Gemüsebrühe, die hefefrei ist. Ich habe weiter oben schon einmal darüber gesprochen. Es gibt eine Hefeart, die nicht durch Vergärung entsteht. Es ist eine Hefe auf Melassebasis, welche auch noch ein wahnsinnig hohes Vorkommmen an wertvollen B-Vitaminen hat (im Bioladen zu kriegen, oder im Reformhaus).

B-Vitamine - die wohl wichtigsten Vitamine für psychische und nervliche sowie körperliche Zellgesundheit. Ein Wundervitamin für gestresste Single-Mamas.. Gebe sie großzügig in Deine Salatsoßen rein!

Probiotika - ein Geschenk an Deinen Darm

„Der Darm denkt mit". Das ist der Buchtitel eines grandiosen Buches eines Doktors, der verstanden hat, wie wichtig Ernährung im Zusammenhang mit unserer Gesundheit ist.
Der Darm verwertet all Dein Essen. ..Oder eben nicht. Wenn er schlecht behandelt wurde (und das ist bei vielen der Fall), dann muss er erst einmal saniert werden.

All die „guten“ Darmbakterien, die den wuchernden Mikroorganismen zum Opfer gefallen sind, wollen wiederhergestellt werden. Sie halten den Darm gesund und der Darm, so wissen mittlerweile viele Wissenschaftler, hat ein eigenes „Gehirn“. Natürlich nicht so, wie das in unserem Kopf.. Nein, sondern sogar noch viel ausgefeilter.

Wenn Dein Darm gepflegt und gesund gehalten wird, verwertet er nicht nur optimal Deine zugeführten Nährstoffe, sondern kommuniziert auch noch viel besser mit Deinen ganzen anderen Körpersystemen wie Nervensystem etc. Er ist sozusagen die Zentrale Deines Körpers.

Ein gesunder Darm ruft einen gesunden, gelassenen Menschen hervor. Genauso ruft ein kaputter Darm, der auch noch falsche Nahrung verwerten soll, psychische Krankheiten hervor und verstärkt allen vorhandenen Stress. (Der Arzt, über den ich sprach, sieht nebenbei fantastisch aus und ist unglaublich gesund, trotz fortgeschrittenem Alter. Solch eine Haut, wie von diesem Arzt, würden sich viele mit 30 wünschen.)

Kommen wir wieder zu den Angeboten aus der Werbung, mit all ihren probiotischen Joghurts und Drinks.
Gut für diese Unternehmen, wenn wir sie kaufen. Aber schlecht für Deine Gesundheit. Denn dort sind Zucker oder schädigende Zuckerersatzstoffe drin sowie tierisch minderwertige Proteine und Fette.

Du kannst hochwertige probiotische Kapseln nehmen oder Pulver, aber diese sind in der Regel sehr teuer.
Ich nehme ein flüssiges Präparat, welches ich etwas mit Wasser verdünne und zum Essen, kurz davor oder danach, nehme. „Vitabiosa“ von der Firma Biosa aus Dänemark. Es ist sehr ergiebig und hält sich unglaublich lange im Kühlschrank.

Es ist extrem hochwertig und im Verhältnis dazu erstaunlich preiswert.

Und außerdem kann ich es in dieser Form sehr gut meinem kleinen Sprössling geben, bei dem Kapseln geben noch etwas verfrüht wäre.
Mein kleiner Sohn sagt dazu „Kräutertee“.

Salz - und zwar wie gepfeffert!

NaCl - Natriumchlorid. Das ist das gängige Speisesalz, was unter dem Namen Kochsalz von sämtlicher Bevölkerung konsumiert wird. Es hat nur zwei 2 Salz-Verbindungen (Natrium und Chlorid) und in den Köpfen ist tief verankert, nicht zu viel Salz zu konsumieren und dass Salz schädlich sei.

Das gängige Kochsalz ist auch nicht das beste. Das stimmt schon. Es gibt jedoch einen Unterschied zwischen den Salzen. Steinsalz und Himalaja-Salz (aus den Bergen) bestehen aus ca. 78 Mineralverbindungen, schmecken genauso (Oder besser? Ich kenne anderes schon gar nicht mehr..) und sind gesundheitsfördernd.
Du kannst davon so viel konsumieren, wie Du willst.

Du führst Dir dadurch Mineralien zu und sorgst für eine gute Körperleitung (Elektrolysevorgänge).
Salz ist enorm wichtig für den Körper! Vor 30 Jahren und mehr begannen die ersten auf einer anderen Ernährungsschiene zu fahren und sind heute energiegeladen und gesund.
All die Models und die, die es wirklich wissen, machen das genauso und sind schön und gesund.

Ich schaue darauf, was wirklich funktioniert. Schaue mir Menschen an, die das praktizieren, und nicht, was mir die Masse aufdrängen will.
Sämtliche Körpervorgänge wären ohne Salz gar nicht möglich! Sie sind von täglicher Salzzufuhr abhängig!

Ich kenne Menschen, die jahrzentelang Fett und Salz gemieden haben. Sie sind so krank und faltig, wie man es nur sein kann.
Du weißt ja, die Mehrheit irrt sich immer. Und wenn Du Dich dem kollektiven Bewusstsein anschließt (dem der Masse), wirst Du auch immer das haben, was die Masse hat, und durchschnittlich sein, fühlen und leben.
Wenn Du aber anfängst, außerhalb der gewohnten Grenzen zu denken, zu fühlen und zu handeln, und Dich davon nicht abbringen lässt, dann steht Dir stattdessen alles andere offen..

Aber zurück zu unseren Nahrungsmitteln. Dazu gehören (oder sollten es zumindest) seit mehreren Jahren auch Nahrungsergänzungsmittel..

KlasseMami-fit-und-attraktiv-Prinzip Nr. 7
Nimm täglich Deine Basic-Ergänzungen!

Nahrungsergänzungsmittel

Heute ist nur noch ein Bruchteil von dem in unserer Nahrung enthalten, was noch vor 20-50 Jahren darin an Nährstoffen enthalten war.

Selbst wenn Du Dich perfekt und absolut akkurat nach optimaler Ernährungsweise ernähren würdest, müsstest Du zusätzlich Nahrungsergänzungsmittel einnehmen. Probiere es doch einfach mal aus und entscheide selbst darüber!

Ausgelaugte Böden ohne Nährstoffe, chemische Düngemittel, Fabrikbehandlung und lange Transportwege.
Was übrig bleibt, ist nicht viel.

Deswegen lege Dir ein **Multivitamin-Mineralstoffpräparat** zu, welches hoch dosiert ist.
Nicht irgendeines. Es gibt große Unterschiede in den Präparaten. Die einen kommen im Körper genau da an, wo sie hin sollen, die anderen verpuffen bereits auf dem Weg dorthin.

Das heißt: keine Brausetabletten aus der Drogerie oder unterdosierte gängige Nährstoffpillen aus der Apotheke.

Stattdessen hoch dosierte und orthomolekulare Nährstoffpräparate.
Orthomolekular bedeutet, dass sich die einzelnen Nährstoffe untereinander nicht aufheben und perfekt aufeinander abgestimmt sind.
Ich möchte die Firma „LifeExtensions“ aus den USA empfehlen. Sie sind seit 1983 am Markt, orthomolekularspezialisiert und verbessern und passen ihre Rezepturen regelmäßig an neue Erkenntnisse an.

So sind auch all die Superfoods und Anti-aging-Stoffe wie OPC, Gogji, Aroniabeere etc. in ihren Formulaturen vorhanden.
Es sind auch entgiftende Stoffe wie z. B. Olivenblattextrakt, Brokkolisamen etc. enthalten, die als schöner Nebeneffekt dieses Nährstoffpräparates ebenfalls gegen eine Überbesiedelung von Mikroorganismen vorgehen.

Das Produkt nennt sich „LifeExtension Mix“ und ist in Pulver- sowie Kapselform erhältlich. Ich bevorzuge die Kapseln, weil sie zeitlich und geschmacklich am unkompliziertesten sind.
Mein Kind bekommt das Pulver im Saft aufgelöst (Die einzige Ausnahme, wo für die wir Obstsaft verwenden. Was sich aber so sehr rentiert, dass es vom schädlichen Aspekt her nicht ins Gewicht fällt und mir gerade recht dafür ist, um meinem Kind so wichtige Stoffe ergänzend geben zu können.).

Grüngemüse- oder Gräsersaft gehört zur täglichen Nahrung dazu.
Es gibt so viele Präparate auf dem Markt, da wird auch etwas Leckeres für Dich dabei sein..
Du musst ihn nicht selbst pressen, sondern kannst ihn als Nahrungsergänzungsmittel in Pulverform oder als Steckkapseln kaufen.

Ich empfehle ganz klar die „Super-Greens“ von der Firma Innerlight.
Die Wirkung ist unschlagbar und preislich sind sie fast schon zu günstig für die Qualität, die sie haben.
3 Liter davon, angereichert mit basisch machenden Tropfen (auch dort zu bekommen), wie H2O2 oder CLO2 aus der Apotheke.

Zusätzlich solltest Du ein **hoch dosiertes Vitamin C** im Haus haben (hochwertiges von LifeExtension aus den USA) und auch täglich einnehmen. Vitamin C deckt so ziemlich alles ab, was an Grundbedürfnissen und Schutzmaßnahmen des Körpers vorhanden ist.
Es kann - bei regelmäßiger Einnahme - sämtliche Alltags- und Zivilisationskrankheiten noch im Keim ersticken.

Ein **wirksames Zinkpräparat** (Unizink von Köhlerpharma), welches nicht täglich genommen werden muss, aber bei Krankheit zusammen mit Vitamin C Wunder wirkt.

Wenn es Deine Finanzen zulassen, investiere ein großes Stück Gesundheit in Dich und Dein Kind, indem Ihr Euch ein hochwertiges **Eiweißpräparat** zulegt, das immunstärkend und körpererhaltend wirkt. Das Produkt MAP von Dr. Reinwald ist so ziemlich das unschlagbarste. Weiter oben habe ich davon ausführlich berichtet.

Das war's! Wenn Du all dies regelmäßig umsetzt, bist Du eine fitte und attraktive Mama, die nur so vor Energie und Kraft strotzt.. Die Routine macht dann alles auch sehr bald noch einfacher. Du wirst schon sehen.

Abschließend sei gesagt, Du kannst von all den genannten Sachen so viel essen, wie Du willst.
Es sind echte Nahrungsmittel und keine Fettmacher. Du wirst sogar irgendwann auf diese Dinge mehr Appetit haben, als auf die schlechten, schädlichen und gängigen „Nahrungsmittel" der Industrie.

Jetzt weißt Du die Wahrheit über schlechtes Essen. Lass es weg und tausche es gegen all die großartigen und leckeren Alternativen aus. Und wenn Du auf einige Dinge davon partout nicht verzichten kannst und willst, dann nimm diese Sachen als ganz besondere Ausnahme und nur gelegentlich mit auf.

Auch wenn einige Dinge eine gewisse Investition darstellen. Manch einer verzichtet auf Essen, um sich teure Schuhe zu kaufen. Ich würde eher auf Schuhe verzichten, um mir biologisches Essen zu kaufen, als das wertvollste Gut, das eine Alleinerziehende haben kann, zu zerstören: ihre Kraft, ihre Ausdauer und ihre Gesundheit.

Lass die Pille weg!

Sie verändert Dich. Gaukelt Deinem Körper eine durchgängige, permanente Schwangerschaft vor, trotz Regelblutung (künstlich hervorgerufen), und wirkt daher stark verändernd auf Dein Hormonsystem ein.

Über Hormone bilden wir unseren ganz persönlichen Körpergeruch. Und wenn sich zwei Menschen verlieben, dann geschieht das sekundär über den Körpergeruch des jeweils anderen. Sie können sich einfach ziemlich gut riechen. Und wenn Du nun wen kennenlernst, der Dich ohne Pille evtl. gar nicht riechen kann?

Wenn Du die Anti-Baby-Pille nimmst, verändert sich Dein Körpergeruch und Du wirkst anders anziehend auf andere Menschen.

Wenn Dir das nicht Grund genug ist, sie weg zu lassen, ließ Dir einmal die Packungsbeilage Deiner Pille durch. Das wurde dort nicht einfach nur so hineingeschrieben..
Und nach jahrelangem „Pille-Schlucken" dürfte Dein Körper so gut wie ruiniert sein.

Es gibt auch andere Möglichkeiten der Verhütung. Vor allem, wenn Du evtl. eine Zeit lang so etwas - umständehalber - leider sowieso nicht brauchst. Aber da geht es nicht nur Dir so :) Also: Kopf hoch.. und wenn es wieder so weit ist, regelst Du das mit anderen Mitteln, wie z. B. Temperaturmessen etc.

Die „Insider“ wissen es schon

Die hier vorgeschlagene oder ähnliche Ernährungsweisen setzen all die Mächtigen dieser Welt sowie Celebrities und die Schönen der Reichen um.
Sie ernähren sich ganz selbstverständlich nach diesen oder ziemlich ähnlichen Erkenntnissen, egal, bei wem man recherchiert.

Elle Macpherson (Supermodel) ist über 50. Und jede 30-Jährige wünscht sich so auszusehen wie sie. Außerdem strotzt sie vor Energie.
Sie isst kaum Kohlenhydrate, dafür gute Proteine, basische Gemüse, trinkt viel Wasser, basisches Kokoswasser und Gerstengrassaft (Greens).

Cameron Diaz sieht im Alter auch immer schöner aus. Kein Zucker, Proteine statt Kohlenhydrate, basische Gemüse, regelmäßiger Sport und gutes Wasser.

Und die pralle schöne Haut und die guten Konturen von Jessica Alba sind wieder eine ähnliche Lebensweise:
4 Liter Wasser, kaum Kohlenhydrate, viel gute Proteine und frisches Gemüse und Salate.

Heidi Klum macht für Coca Cola Werbung. Das stimmt. Sie selbst ernährt sich natürlich völlig anders. Kaum Kohlenhydrate, basische Gemüse und Salate.

Dr. Robert O. Young Mikrobiologe, welcher als Pionier vor 30 Jahren all die Grundlagenerkenntnisse neuer Ernährung sichtbar ins Leben holte, sieht tatsächlich ziemlich „Young“ aus..

Nahrungsergänzungsmittel nehmen sie alle mit Selbstverständlichkeit.

An Drehorten von Ben Stiller (Regisseur) gibt es in den Pausen Rohkostbüfetts, die nach diesen Schemas aufgebaut sind.
Die gängigen Ernährungs- und Gesundheits-Lehren passen sich offensichtlichen Ernährungserkenntnissen, die sich so extrem auf Gesundheit, Kraft und Schönheit auswirken, nicht an. Warum auch? Gesunde Menschen, die klar bei Verstand sind, sind ja auch nicht mehr so gut navigier- und steuerbar..

Und die wirklich Mächtigen dieser Welt verhalten sich bei diesem Thema anders als der gängige (der gemeine) Bürger. Präsident Putin nimmt seine tägliche Ladung an mineralstoffreichem Zeolithpulver (ein Mineralgestein), um seinen Körper und seinen Geist gesund zu halten und sich damit sogar vor Atomverseuchung (!) zu schützen.. die Böden seines Landes lässt er damit anreichern und füttert das Zuchtvieh damit.

Die Russen essen ja bekanntlich sehr gerne und viel Fleisch. Es hat auch eine andere Qualität.
Deswegen hört man von Zuwanderern aus diesen Ländern immer, wie komisch das Fleisch hier schmeckt.. Sie sind Aufbereiteteres gewöhnt.. und Gerhard Schröder kauft im selben Biomarkt ein, wie ich.

Natürlich gibt es auch kranke und nicht so bewusste Politiker, die gängige Ernährungs- und Lebensweisen vorziehen. Aber es sind ja auch nicht alle davon wirklich mächtig oder klug..

Die meisten Menschen sind zu bequem für Veränderung. Die, die hiernach leben und in ihrer Energie und ihrer Jugendlichkeit als „Geheimnis" gelten, wollen andere damit nicht belehren.
Die Masse versteht sowieso nicht viel und hört nur auf Staatsautoritäten.

Was hätten die „klaren" Menschen auch davon? Nichts.. Sie praktizieren es, leben einfach danach und lassen es sich gut gehen. Ich mache es genauso und lasse es mir als Alleinerziehende gut gehen :)

Du kannst dies hier lesen und einen ähnlichen Weg einschlagen, oder Du lässt es und lebst mit den Nachteilen. Beides ist für mich in Ordnung.
Ich will auch niemanden belehren, sondern es nur so vielen Single-Mamas, die sich nach Kraft und Qualität in ihrem Leben sehnen, wie möglich zugänglich machen.
Und wer will, dem steht hier alles an Infos für Energie, Kraft und Schönheit als Standardverfassung in ihrem Alltag und ihrem Leben zur Verfügung.

Kapitel 6 Umsetzung für Dich in Deinem Alltag – hier meine Praxis-Tipps!

So viele neue Infos, die in der Theorie großartig sind. Jetzt fragst Du Dich natürlich, wie Du das in Deinem Single-Mama-Alltag unterbringen kannst.. Das kannst Du sogar sehr gut integrieren und deshalb hier meine praktische Umsetzung für Dich anhand meines Beispieles vorgemacht:

- 1x pro Woche einkaufen und dann gleich waschen, schneiden und verstauen..

Mach Dir eine **Liste**. Deponiere sie irgendwo mit einem Stift in Deiner Küche und schreibe immer auf, wenn etwas nachgekauft werden muss oder etwas droht alle zu gehen.

Ich kaufe einmal pro Woche alles auf einmal ein. Mehrmals frisch alle paar Tage habe ich auch schon getestet, passt aber nicht so gut in meinen Single-Mama-Alltag.
Deshalb notiere ich immer fleißig alles und komme mit einmal einkaufen gut hin.

Ich wasche, schneide und verstaue alles gleich, nachdem ich zur Tür hereingekommen bin.
Am Anfang war ich noch zu faul dafür, aber es lohnt sich, sich diese Herangehensweise anzueignen. Und es macht absolut Sinn für Deinen Alltag.

Sauber und strukturiert bin ich tatsächlich erst, seit ich alleinerziehende Mama bin. Weil ich nicht im Chaos untergehen, nicht nichts schaffen können und letztendlich nicht unglücklich werden will.

Du kannst auf diese Art und Weise eine ganze Woche lang spontan etwas aus dem Kühlschrank nehmen, es ist noch frisch und du kannst es in wenigen Minuten mit meiner gesunden und leckeren Vorgehensweise zubereiten.

- Gemüse, Zitronen, Salat etc. wird mit den pH-Tropfen gewaschen, welche Du ohnehin für Dein Trinkwasser benutzt (H2o2).

Einfach eine große Schüssel oder das Spülbecken mit Wasser befüllen und ein paar Tropfen rein. Das Gemüse ist nach 2-3 Minuten keimfrei und sauber.

- Schaue beim Einkaufen am Anfang immer hinten auf die Verpackungen, bezüglich Zucker, Mais, Weizen und Hefe.

Diese Dinge sind in erstaunlich vielen Produkten drin. Kaufe nur welche ohne diese systemschädigenden Sachen.

- Leg Dir eine **Salatschleuder** zu.

Deinen gewaschenen Salat hast Du damit im Handumdrehen trocken und essbereit. Ohne Salatschleuder wird es zu umständlich und Salatgenuss soll ja regelmäßig sein. Also vermeide Stress und hol Dir lieber gleich eine..

- **Salatsoße** machst Du auch für die ganze Woche vor und ab in den Kühlschrank, damit die Öle nicht durch Licht an Wert verlieren.

Salate sind also noch schneller fertig auf dem Teller als selbst schädliches Mikrowellenzeugs oder irgendwelche Tütenwunder.

- Schalte Deinen hübschen Kopf mit ein! Zutaten aus idealerweise nur einer einzigen Zutat einkaufen.

Das bedeutet, keine Packungen mit Fertiggemischen. - Schau beim Einkaufen hinten auf die Packungen. Ist Zucker drin? Weizen? Gluten? Mais? Nicht alles, was bio ist, ist automatisch gesund.

- Sprossen nicht selber ziehen, sondern wöchentlich frisch einkaufen.

Sie kosten ein paar Cent mehr, es spart aber viel Zeit. Mehr, als wenn Du sie selber ziehen würdest, und sie sind frisch. Am liebsten mag ich persönlich gekeimte Alfalfasamen, Mungobohnen und Sojasprossen.

- Abends nur noch Mandeln und andere Samen, die Du magst, einweichen.

Morgens kurz abgießen und mit neuem Wasser bedecken. Über den Tag ins Essen integrieren.

- Morgens richtig beginnen, um den Tag über richtig weiter zu machen.

Das bedeutet, Du startest mit einem großen Glas Wasser mit Zitrone kalt oder heiß. Damit legst Du den Grundstein für das weitere Trinkverhalten über den Tag. Es macht außerdem sofort fit und einen klaren Kopf.

Dann erst mit dem Essen loslegen und ggf. dann Deinen Kaffee. Letzterer ist dann auch viel bekömmlicher, weil Dein Körper schon „von innen geduscht" wurde.

- Keine Angst vor Kalorien-Über- oder -Unterdosierung!

Es kommt auf die Nährstoff- und Fettqualität an, nicht auf die Kalorien. Vergiss das nicht.
Ich bin ein Beautyöl-Junkie. Das ist auch der Grund, warum ich noch nie unter echter Cellulite leiden musste. Noch nicht einmal in der Schwangerschaft.

- Falls Du Deinen **Kaffee** nicht schwarz trinkst, was die wenigsten tun, dann gib anstatt Milch Sahne hinein.

Du wirst auch davon nicht zunehmen! Probiere es (gleichzeitig mit den anderen Maßnahmen) einfach aus :)

Meine liebe Mama trinkt nur zu gerne Kaffee. Es ist einfach so. Und es geht ungefähr ein ganzer Becher Sahne täglich dabei drauf. Sie trägt trotzdem nichts größeres als Kleidergröße 36. Das ist mit knapp 60 Jahren nicht schlecht...

Ich selbst habe mal versucht (als Schwarz-Trinkerin), mit Sahne im Kaffee dicker zu werden, als böse Menschen mir sagten, ich müsse zunehmen (Das waren aber dicke Menschen).
Ich sage Dir, es funktioniert nicht! Du nimmst zu, wenn Du Schrott isst. Und dann siehst Du auch so aus :)
Aber da wir das nicht wollen, sondern fit und schlank sein wollen, passt das alles ziemlich gut so mit dem Fett und dem beschriebenen Essen.

- Ein Reiskocher

Ich liebe ihn. Einmal morgens anstellen und den ganzen Tag über mit der Warmhaltefunktion eine warme Beilage haben (Hirse, Reis, Buchweizen).
Du musst nur noch „à la minute" (also dann, wenn Du's brauchst) Gemüse, Tofu oder Fisch kurz dazu andünsten. Mahlzeiten sind so im Handumdrehen zwischen dem Alltagsgeschehen umgesetzt.

Und das Beste: Wer es einfach nicht hinbekommt, Hirse und Reis im Topf optimal lecker zu garen, muss hier nur auf den Knopf drücken und bekommt es perfekt gegart.

- Nahrungsergänzungsmittel:

Am Anfang am besten mit einem kleinen Plan zum Abhaken beginnen, um ohne Stress in die Routine zu kommen. (Schau bei den Bonis, da habe ich Dir einen kompletten Plan mit Sporteinheiten und Ergänzungspräparaten erstellt.
Später, wenn Du es gewöhnt bist, vor und nach dem Essen Ergänzungen zu nehmen, kannst Du die Liste weglassen und denkst bald auch ohne diese daran.)

- Jeden Tag zur Abwechslung eine andere Beilage zubereiten.

Wechsle täglich zwischen Hirse, Buchweizen, Vollkornreis, Reisnudeln, Kartoffel und Co. Gib nur noch vorgeschnittene Gemüse nach Wahl dazu und variiere Deine Soßen dazu (mal nur Öle, mal Sahnesoße).
So wird es Dir nicht langweilig und die Umsetzung bleibt trotzdem schnell und gesund.

- Dünsten oder roh essen, anstatt kochen!

Kochen macht auch basische Lebensmittel automatisch sauer (außer Buchweizen). Die hohe Hitze zerstört die meisten Stoffe darin und deswegen dünste Dein Essen lieber für wenige Minuten.
Es ist schneller gar, wenn Du es dünner und kleiner schneidest, und behält trotzdem seine basische Wirkung auf den Körper.

Kochen solltest Du Dir aus vieler Hinsicht einfach abgewöhnen; Aufwand, Nährstoffverlust, Geschmacksverlust..

- Mindestens 1 großen Salat pro Tag essen

Das ist wichtig für Dein Milieu im Körper. Egal, ob Du abnehmen, zunehmen oder einfach fit und gesund sein willst.
Direkt zum Essen oder als Hauptmahlzeit (bei Gewichtsreduktion oder im heißen Sommer). Zusammen mit unseren gesunden Öl-Dressings genießen.

Rohes Essen vertragen viele nicht, weil sie es schlicht nicht gewohnt sind. Der Darm braucht rohe Gemüse und Salate, um gesund zu sein. Ballaststoffe für den gesunden Darm, Nährstoffdichte und pH-Balance des Körpers. Du erinnerst Dich? Der Darm ist der Hauptsitz unserer Gesundheit. Sei gut zu ihm und gib ihm diese täglichen Ballast- und Vitalstoffe.

- Wasserfilter anstatt Flaschen schleppen.

Bitte keinen Britta-Handfilter. Er leistet nicht das, was ein Trinkwasserfilter leisten soll.

Ich empfehle den Carbonitfilter (siehe Adressen am Ende). Er bereitet Dein Trink- und Kochwasser optimal auf. Filtert Schwermetalle und andere unerwünschte Stoffe heraus, ist sehr günstig und muss lediglich alle halbe Jahre mit einer neuen Filterpatrone bestückt werden. Du kannst ihn selbst einbauen (oder einbauen lassen). Handwerklich bin ich nicht die begabteste, aber bei diesem Filter kann auch ich die Filterpatronen selbst wechseln.

Du musst nie wieder minderwertiges oder abgestandenes Wasser aus Flaschen trinken. Hast es immer frisch und „zapfbereit“ und musst keine Wasserkästen mehr schleppen.
Und Du sparst auch noch Geld..
Wenn Du ihn hast, merkst Du den Unterschied in Aufwand und Qualität sofort. Es gibt zwei Dinge in meiner Küche, für die ich unendlich dankbar bin, wenn ich sie benutze. Das ist meine Spülmaschine und mein Wasserfilter..

- Zwischen den Mahlzeiten viel basisches Wasser und grüne Säfte trinken.

Für den Überblick entweder Gläser zählen (ca. 3 Mittelgroße ergeben 1 Liter) oder alles in einer Liter-Karaffe vorbereitet dastehen haben.
Bereite die „Greens“ bitte nicht für einen ganzen Tag vor, sondern nur für die Tagesabschnitte (morgens, mittags, abends), damit die Stoffe sich nicht verflüchtigen.

Denk auch daran: 2 Stunden vor und nach einer Mahlzeit nichts Basisches zu trinken, um die Magensäure bei der Verdauung des Essens nicht zu stören.

- Biologische Nahrungsmittel einkaufen.

Kaufe so viel wie möglich in Bioqualität ein.

Die Nahrungsmittel, die ich hier vorstelle, sind in der Summe nicht teurer als das Essen, welches Du zurzeit noch konsumierst, aber die Gift- und Düngestoffe, die bei biologischen Sachen viel geringer vorhanden sind (vor allem bei Gemüse), sind das wichtigste.

Öle sind etwas teurer, müssen aber hochwertig sein. Dafür fallen andere Dinge weg, die die Kosten wieder wettmachen.

Ich weiß, als Alleinerziehende gehörst Du evtl. zu denen, die finanziell nicht so gut gestellt sind. Vielleicht gehörst Du sogar zu der Mehrheit, die am Rande des Existenzminimums lebt!
Ich habe auch dazu gehört! Aber mach keine Milchmädchenrechnung und investiere lieber in die richtigen Dinge, die Dich hoch bringen und verzichte lieber eine Zeit lang auf anderes. Geh die richtigen Schritte, in der richtigen Reihenfolge, um nicht nur aus der Kraftlosigkeit, sondern auch aus der Abhängigkeit als Alleinerziehende zu kommen!

Wenn Du jetzt weiterhin nur Schrott in Dich reinstopfst, wirst Du immer häufiger krank und energielos sein. Durchbreche den Teufelskreis, damit es für Dich vorwärts geht und tue die richtigen Dinge jetzt!

Wenn Dir das nicht möglich ist, dann kaufe wenigsten saisonal ein. Also die Gemüse, die zur entsprechenden Jahreszeit bei uns gerade wachsen.
Dann kommen sie aus der Nähe, haben weniger Transportweg hinter sich und sind meist auch weniger doll behandelt.
Waschen auch hier nicht vergessen. Die Chemie muss ab..

- Iss so viel Du willst von den genannten gesunden Sachen!

Du wirst nicht dick werden, oder vollgepropft. Du wirst schlank, gesund und fit sein! Ohne krankmachende Diäten.

Mach niemals Diät! Sondern gewöhne Dir einfach an, die richtigen Dinge zu essen und die falschen weg zu lassen.

- Das kleine Missverständnis mit der Mikrowelle

Ich wundere mich immer, wenn ich noch Menschen antreffe, die eine Mikrowelle benutzen. Ich dachte nämlich, das wäre jedem klar, dass die Mikrowelle als Küchenhelfer zur Nahrungszubereitung wirklich das Allerletzte vom Letzten ist und eine kurzzeitige Kopflosigkeit der 80er-Jahre Haushalts-Popularisierung war.

Die Strahlung macht die Nahrung in Sekundenschnelle heiß - aber zerstört sie auch bis zum letzten Zellchen. Nicht nur das. Aus vorher guter Nahrung wird nicht nur „leere“ Nahrung, sondern auch noch schädlich veränderte!
Und Mikrowellenbenutzer sind häufig auch noch diejenigen, die sich vor Sonnenstrahlung schützen wollen, um keinen Hautkrebs zu bekommen :) Das ist witzig.. Jetzt weißt Du, woher Du ihn wirklich bekommst..

Schalte lieber Deinen Herd kurz an, um etwas zu erwärmen, oder mach es frisch. Als Single-Mama sollst Du ohnehin eine Spülmaschine haben und sie großzügig anstellen. Töpfe kannst Du also großzügig verschmutzen.
Das Erwärmen in Töpfen geht und ist auch im Alltag machbar. Stromsparen ist kein Grund für minderwertige und gesundheitsschädigende Nahrung. In diesem Praxisteil hast Du erfahren, wie einfach das Thema fit und attraktiv im Alltag zu handhaben ist.

Und übrigens: ein Induktionsherd ist nichts anderes als in den Herd eingebaute Mikrowellenstrahlung!

Mit meinem Beispielalltag bezüglich Essen
bist Du morgens viel schneller, hast tagsüber weniger Stress
und kannst zwischendurch super schnell Essen machen.
Du musst weder hungern, noch abgemüht sein.

- Im Alltag bewusst und ansonsten kopfloser Genuss..

Denk einfach dran, dass Du nicht verzichten musst, sondern lediglich im Alltag das Essen bewusst angehen musst.
Im „Nicht-Alltag" kannst Du entspannt das essen, worauf Du Lust hast, oder was für Dich gerade einfach und situationsbedingt vorhanden ist.

<u>Wozu brauchst Du all das hier..?</u>

- Um Kraft für all das zu haben, was Du als Alleinerziehende bewältigen musst.
- Um Dich angemessen um Deine Kinder und Dich selbst kümmern zu können.
- Um kreativ sein zu können, Deine Visionen umsetzen zu können und glücklich zu sein.
- Um klar im Kopf zu bleiben und dadurch erst Deine Verantwortung Deinem Leben gegenüber - und dem Deiner Kinder - wahrnehmen zu können.
- Um Dich nicht nur großartig zu fühlen, sondern auch noch großartig auszusehen! Du willst nämlich auf lange Sicht wieder einen tollen Mann in Deinem Leben haben :)

Du bist eine großartige Frau und Mama!
Und Du brauchst einen genauso großartigen Körper,
für Deinen Single-Mama-Alltag!

Was letztendlich bei Deiner neuen Ernährung herauskommen soll, ist dieses Credo: Du liebst gesundes Essen, bist aber nicht fanatisch.
Herzlichen Glückwunsch :) So soll es sein und jetzt geht es weiter mit dem einfachsten und effektivsten Single-Mama-Sport, den es je gab.

KlasseMami-fit-und-attraktiv-Prinzip Nr. 8
Dein Körper will 3x pro Woche für wenige Minuten geformt werden!

Kapitel 7 Der 3-Sprung des Bodyforming - der perfekte „Single-Mama“-Sport

Hier kommen wir zu der perfekten Sportart für Alleinerziehende. Kein Fitnesscenter und keine Sportklamotten, sondern von zu Hause aus mit dem eigenen Körpergewicht trainieren (sog. Bodyweighttraining).
Und zwar dann, wenn Du 20 Minuten Zeit hast. 3X pro Woche sind ausreichend.

Wer dies regelmäßig macht, hat alles, was er an Sport braucht, um körperlich ausgelastet und geformt zu sein.

Ich habe gemeinsam mit einem Sport-Experten die effektivsten Grundübungen herausgesucht und sie auf unsere körperlichen und zeitlichen Single-Mama-Bedürfnisse angepasst.

Dabei kamen Übungen heraus, wie z. B. unser „Sofa-Sit-up“ - nicht salonfähig :) Aber effektiv und wirkungsvoll ohne Ende. Insgesamt nur 3 Übungen, die alle Körper-Muskeln trainieren, auf optimale Weise und ohne großen Zeitaufwand.

Falls Dir das auch noch zu viel ist (wobei 3x pro Woche - 20 Minuten fast schon unnormal gut ist, was den Aufwand anbelangt), haben wir eine weitere Sportart dazugenommen, die noch einfacher ist und alles in sich hat.
Eine, bei der Du Deinen Kopf sogar komplett ausschalten kannst..

In jedem Fall sind es alles ausgewählte Sportübungen, die uns Kraft, Körperbewusstsein und Idealmaße bringen können. (Bei mir sind es durch diese Ernährung und diesen Sport tatsächlich Maße von 83-60-90.)
Ich will, dass Du auch diese Möglichkeit bekommst! Und zwar ohne großen Zeitaufwand, oder Fitnesscenter-Verpflichtungen. Bist Du bereit dazu? Dann los..

Der 3-Sprung des Bodyforming

Dieses Krafttraining besteht aus 3 Grundübungen, die Du mit Deinem eigenen Körpergewicht machst, ohne Zusatzgeräte, und die bei regelmäßiger Anwendung ausreichend sind. Plus 2 Zusatzübungen, welche Du nicht machen musst und die nur optional sind, falls Du Lust auf „Spezialtraining" hast.

Im Videobonus zeige ich Dir alle Übungen genauestens, damit Du sie richtig ausführst.

Die 3 Grundübungen:

- Eine für den Bauch - „Sofa-Sit-up" (wenn Du da erschöpft hängst :))
- Kniebeuge vor der Wand (für den gesamten Körper, vor allem Po)
- Liegestütz für Anfänger und zum Steigern (hauptsächlich oberer Körperbereich)

Zusatzübungen (optional):

- Rudern an der Tür
- und eine (die BESTE!) Po-Übung

Für optimale Ergebnisse, beachte bitte diese Regeln:

1. Regel: Regelmäßigkeit
2. Regel: fühlen und führen

Regelmäßigkeit:

Jeder Einsteiger hat nur dann Erfolg, wenn er sofort beginnt und regelmäßig seine Übungen macht (in unserem Fall 3x/Woche). Natürlich ist es am Anfang schwieriger, weil die Übungen unbekannt sind und die Routine noch nicht da ist. Aber diesen Anspruch solltest Du bei allen Dingen im Leben ablegen, wenn Du Erfolg bei etwas haben willst.

Sei nicht so streng mit Dir, sondern fang einfach an und nach 2-3 Wochen bist Du voll drin und hast Sport als selbstverständliche "Nebensache" in Dein Leben integriert.
Mit anderen Worten: Mach aus dem Thema Sport kein Drama. Er gehört als „Nebenbei-Sache" in das Leben von jungen Menschen (jünger als 70) und Du musst es einfach nur machen.

Fühlen und führen:

Das bedeutet: Denk bei den Übungen nicht an das, was Du danach tun musst, was Du einkaufen willst etc. Sei, während Du jede Übung machst, voll bei der Übung. **Es sind nur 20 Minuten!**

Konzentriere Dich so auf Deine Muskulatur - bei Sit-ups eben auf den Bauch, - dass Du sie wirklich spürst und während der Belastungsphase optimal anspannen kannst. Nur eine Übung von A nach B auszuführen und dabei noch an etwas anderes zu denken, bringt andere Muskeln ins Spiel und hat keinen Effekt.

Führen heißt, Du bist Herr (Frau) der Bewegung und führst die Übung nicht in die Entspannungsphase. Also z. B. Kniebeuge: Knie beugen (nicht zu tief), Hintern raus und kurz vor dem Umkehrpunkt (also kurz vor der Entspannung) Spannung aufnehmen (aufrechterhalten) und mit der Ausatmung beginnen.

Beim Hochkommen vollends ausatmen und die Oberschenkel voll spannen.
Oben nicht im Knie „einrasten“, sondern weich und geführt gleich wieder weiter in die Beuge.

Merke: je bewusster, desto effektiver!

Spüre Deinen Körper und führe ihn bewusst durch die Übungen. Das bedeutet: abarbeiten der Übungen geht nicht. Sonst spürst Du nicht, wann Dein Körper nicht mehr kann, oder führst die Übung falsch aus.
Dies bedeutet wiederum, dass sie ineffektiv wird und Du Dir leicht Zerrungen holen kannst.

Sei bei der Übung bewusst dabei und stoppe sie, wenn Du nicht mehr kannst oder sogar Schmerzen im Muskel hast.

Du willst keine Arnold-Schwarzenegger-Muskeln haben und musst nicht über diese Punkte der Erschöpfung hinaus ackern. Wenn Du das tust, dann bildet Dein Körper Milchsäure. Dadurch übersäuert ein Körper auch!
Das sind die Topsportler, die trotz Höchstform z. B. Cellulite haben! Weil sie mit Gewalt über ihr Limit gehen und nicht auf ihren Körper hören.

Du sollst Dich für die Übungen schon anstrengen müssen, aber nicht so, dass es schmerzt und Du danach völlig verausgabt bist. Du bekommst im Laufe der Zeit ein Gefühl dafür, wenn Du die 2. Regel befolgst und während dem Ausführen die Übungen fühlst und sie führst. So weit es Dein Körper kann.

Ein Beispiel: Du willst 12x eine Kniebeuge machen, merkst beim 9. Mal, dass Dein Herz rast und es in Deinen Oberschenkeln zu zerren und zu reißen beginnt. Du wirst langsamer und schaffst es kaum noch in die Knie und wieder hoch zu kommen. Dann ist das Dein Limit und genau da hörst Du sofort auf.

Wenn Du Regel 1 beherzigst und regelmäßig (3x/Woche) diese Übungen machst, dann verschiebt sich Dein Limit immer weiter nach oben und Du praktizierst gewaltfreien und gesunden Sport, der keine (oder nur geringe Mengen) Milchsäure in den Muskeln bildet und Deinen Körper auf schöne Weise (ohne Cellulite) formt und festigt.

Achte auf Deine Atmung. Atme bei Kraftanstrengung immer! aus und bei Muskelentspannung ein.

Wann machst Du Deinen Sport?

Gerne feste Zeiten, wenn es möglich ist (z. B. gleich morgens, sobald Dein Kind in der Schule oder im Kindergarten ist).
Studien besagen, dass Sport am Morgen ideal ist, um leistungsstark in den Tag zu gehen und seine Aufgaben besser bewältigen zu können.

Aber auch, wenn das nicht möglich ist, kannst Du, während Dein Kind im selben Raum ist, diese Übungen in Deiner Alltagskleidung durchführen. Und sie sind genauso professionell und wirkungsvoll, wie wenn Du Dich in Sportkleidung in ein Fitnesscenter begeben würdest.

Ich persönlich habe feste Tage (Mo., Mi., Fr.) und mache den Sport (noch im Schlafanzug nach meinem ersten großen Glas Wasser mit Zitronensaft) gleich nach dem Aufstehen.
Wenn es aus irgendwelchen Gründen nicht machbar ist, schiebe ich das sogar in den späteren Abendstunden noch mit ein. Denn es sind nur 20 Minuten!

Wie häufig machst Du ihn optimalerweise?

Nach diesem Krafttraining muss immer ein Tag Krafttrainingspause liegen. Sonst kann der Körper damit nicht arbeiten.
Um Ergebnisse zu bekommen und ideale Häufigkeit für den Single-Mama-Alltag zu bekommen, sind 3x pro Woche perfekt und ausreichend.
3x 20 Minuten. Und mehr nicht!

Wenn Du Lust hast, kannst Du in den Tagen dazwischen joggen gehen. Musst Du aber nicht.

Ich mache das zwischendurch, weil es für meinen Kreislauf gut ist, weil ich an der frischen Luft bin und weil dies eine halbe Stunde ist, in der ich weder denken noch irgendwem gerecht werden muss. Ich meditiere manchmal dabei mit meinen Powerwörtern, die mir Kraft geben und mich motivieren. Nach 30 Minuten Laufen sind auch meine Endorphine (Glückshormone) am Fließen.

Was Du erwarten kannst:

Du wirst zu Beginn, nach den ersten Übungen, weiche Knie haben und z. B. leicht zittern, wenn Du Dich beim Schubladeöffnen bücken musst.
Das legt sich mit der Zeit und liegt daran, dass Deine Muskeln und Körperstrukturen wachsen und Dein Körper sich positiv verändert. Kein Grund aufzuhören.

Allzu großen Muskelkater solltest Du allerdings nicht haben. Das würde Übersäuerung bedeuten.
Wenn dem so ist, dann fühlst Du die Übungen nicht optimal.
Das bedeutet, Du arbeitest sie zu sehr ab und hörst nicht auf Deinen Körper, wenn Dein Limit erreicht ist.

Du wirst schon nach kurzer Zeit in Deinem Alltag automatisch mit geraderem Rücken herumlaufen.
Du bekommst eine immer bessere Haltung und wirst beim Gehen dadurch viel selbstbewusster auftreten.

Mark Lauren, bekannter Autor von „Fit ohne Geräte", macht ebenfalls nur 3x die Woche für 20-25 Minuten Übungen zu Hause und mit dem eigenen Körpergewicht und sieht selbst grandios „heiß" aus.

Was Du zusätzlich brauchst: eigentlich nichts:

Nur rutschfeste Schuhe. Mehr nicht. Ich mache meinen Sport immer in meinen rutschfesten Hausschuhen (Leguano Barfuß-Schuhe). Wenn Du ihn auf Teppich machst, brauchst Du noch nicht einmal diese. Du brauchst keine Geräte, nur ein normal großes Handtuch für die Zusatz-Übung an der Tür.

Perfekte Alternative für Sportmuffel, die trotzdem alle Vorteile und Ergebnisse haben wollen:

Eine Sportart, die so wirkungsvoll ist, wie sie unspektakulär ist, ist das Trampolin-Springen. Oder besser gesagt: Trampolin-Schwingen.

Du kennst bestimmt diese kleinen Mini-Trampoline, die sehr harte Federn haben. Darauf kannst Du springen und wenn Du noch kein gutes Körpergefühl hast, wirst Du nach ein paar Wochen speziell Deine Kniegelenke schön kaputt bekommen haben.

Eine harte Federung macht krank. Eine sehr weiche, eine „schwingende", macht Dich gesund, kräftig und ausdauernd. Speziell für Übergewichtige ist es DAS Trainingsgerät schlechthin.

Beim Trampolin-Springen, auf diesen weichen Geräten, bleiben alle Gelenke geschont und es werden ALLE Muskeln und Körperteile gleichzeitig trainiert.
Durch einfaches auf und ab Schwingen für nur 10 Minuten täglich. Das muss dann aber auch täglich gemacht werden und dann brauchst Du auch tatsächlich nichts anderes.

Das Schwingen geschieht ohne Anstrengung, treibt den Puls aber trotzdem höher. Beim Schwingen werden alle Deine Körperzellen quasi positiv gestaucht, sodass es wie eine „Lymphdrainage auf Deine Körperzellen" wirkt.

Eine optimale Entgiftungsmaßnahme (Entschlackung) durch leichtes auf und ab Schwingen.
Man nimmt dadurch ab, trainiert jeden Muskel (toller Hintern bei regelmäßigem Trampolinspringen!) und hat das perfekte Herz-Kreislauf-Training.

Einziger Nachteil: Du musst Dir ein schwingendes Trampolin kaufen und in Deine Wohnung stellen, damit Du es täglich praktizieren kannst.
Wir haben auch eines. Und das Schöne daran, nicht nur ich springe, sondern auch mein Kind springt mit größtem Vergnügen.

Es gibt mit Abstand kein Sportgerät mit so hohem Anforderungscharakter und Gesundheitswert für Kinder ab 2,5 Jahren wie ein schwingendes Trampolin. Dein Kind wird mit Begeisterung in ein sehr harmonisches Körpergefühl hinein schwingen.
Es gibt nichts Besseres für Dein Kind! ..Und für Dich!
Eine Anschaffung lohnt sich also.

Es gibt unterschiedliche Modelle. In der Produktempfehlung am Ende des Buches habe ich das optimale für dich aufgelistet. Es hat eine so weiche Federung, dass es alle oben genannten Wirkweisen erfüllt.

Trinke nach dem Sport basisches Wasser mit Zitrone oder Greens. Und nimm als Optimum 2-3 MAP-Presslinge (das hochwertige Eiweißpräparat aus den 8 essenziellen Eiweißen). Denn es ist wirklich ausgesprochen gut im Formen und Nähren des Körpers. (Ich nehme 5 Stück danach. Diese Dosierung generell 3x täglich.)

Zum Aufwärmen vor den Übungen einfach 1 ½ - 2 Minuten auf der Stelle zügig marschieren. (Auf Deinem Handytimer schauen oder eine Wanduhr dazu benutzen.) Häufig verzichte ich auch darauf.

Hier die 3 (5) Übungen zum Nachmachen:

Sofa-Sit-up:

- Schmeiß Dich in die Couch, als wärst Du total k. o. Also mit ungeradem Rücken und Hintern weit nach vorn auf die Kante gerückt.

- Begib Dich jetzt in die „Ich-werd-mich-aufraffen" - Sitzposition, indem Du nicht mit einem Schwung aus dem Rücken hochkommst, sondern wie eine Schildkröte den Kopf nach vorn nimmst und aus dieser Kraft heraus ins Sitzen hochkommst.

Die Übung ist richtig ausgeführt, wenn Du sie im Bauch spürst.

Wenn Du es nicht spürst, stelle Dir vor, Du ziehst Dein Kinn nach unten bis über den Bauchnabel, während Du in die Sitzposition hochkommst. Dann spürst Du die Übung im Bauch.

- Wiederhole, so häufig Du kannst, und sei nicht ruckartig oder zu schnell dabei. Du kannst, genau wie bei den anderen 3 Übungen, auch diese mit 2x12 machen (12 Bewegungen, ½ Minute. Pause, dann noch mal 12 Bewegungen).

Kniebeuge:

Nach einer kurzen Pause (halbe Minute) nach der ersten Übung zu dieser zweiten übergehen. Der Kniebeuge.
Diese Übung trainiert alle Muskeln des Körpers und ist die Königsübung. Wenn man nur eine machen dürfte: Dies wäre sie. Vor allem Beine und Hintern werden schön trainiert.

- Stelle Dich dazu einen Schritt von einer Wand entfernt auf. Hände hinter den Hinterkopf, aber nicht daran, damit Du besser die Balance und einen geraden Rücken halten kannst.

- Beide Beine leicht auseinander stellen. Gehe mit geradem Rücken in die Knie.
  Das Kinn dabei nach vorne strecken. Die Knie bleiben außen und gehen über die Fußspitzen. Das dürfen sie aber nicht. Deswegen..

- ..während Du in die Kniebeuge gehst, den Hintern wie eine Ente nach Hinten herausstrecken. Sieht blöd aus, ist aber total korrekt, belastet die richtigen Muskeln und schließlich bist Du in Deiner Wohnung.

- Langsam in die Kniebeuge gehen und langsam wieder hochkommen. Diese Übung auch 12x, kurze Pause von ca. ½ Minute und weitere 12x. Fertig!

Wenn die Übung zu anstrengend ist, gehe nicht so weit nach unten in die Knie. Du darfst nicht schneller werden.

Muskeln werden nur in langsamer Ausführung
(langsam heruntergehen und langsam wieder hochkommen)
trainiert.
Nicht in schnellem Abarbeiten.

Wenn Du bald mehr als 12 schaffen würdest, mach es andersherum.
Geh noch tiefer in die Knie und noch langsamer runter und hoch.

Diese Übung merkst Du vor allem in den Oberschenkeln, Waden und im Po. Wenn sich die Oberschenkel danach schwer (nicht schmerzhaft) anfühlen, dann hast Du die Übung richtig ausgeführt.

Liegestütz für Anfänger und zum Steigern:

Keiner, der untrainiert ist, schafft die gängigen Liegestütze. Nämlich auf dem Bauch liegend mit den Armen auf und ab stemmen.

- Du beginnst mit einem hüfthohen Tisch oder einer Kommode.

- Stelle Dich einen Meter davon entfernt gerade hin. Füße hüftbreit auseinander. Oberkörper vorbeugen und die Hände schulterbreit auseinander am Tischrand ablegen.

Der Rücken sollte eine gerade Linie bilden und die Arme sollten ausgestreckt sein.

- Nun die Arme seitlich beugen, sodass der Kopf so weit wie möglich zum Tisch kommt. Spannung halten und nicht ablegen! Sondern wieder in die Ausgangsposition zurückkehren.
  Nicht schnell ausführen, sondern langsam zum Tisch und langsam wieder zurück.

Wenn es zu schwer ist, einen höheren Tisch oder Schrank wählen. Wenn es zu leicht wird, weil Du langsam trainierter bist, nehme einen niedrigeren Gegenstand, wie z. B. einen Hocker.
Steigere Dich mit der Zeit so, dass Du irgendwann den normalen Liegestütz am Boden schaffst.

Diese Übung ist besonders für Arme und Rücken.
Das waren sie! Die 3 Übungen, die Du brauchst. Mehr nicht!

Zusatzübungen (optional)

Gefällt es Dir und Du bist eine Umsetzerin geworden? Dann hast Du auch das nötige Durchhaltevermögen und kannst noch diese beiden Extraübungen für Bauch und Po mit dazunehmen.
Starte nur mit Zusatzübungen, wenn Du regelmäßig die 3 Grundübungen durchziehst. Du sollst durch ein „Zuviel" nicht die Motivation verlieren.

Armrudern:

Diese Übung spricht alle Körpermuskeln an, trainiert aber vor allem Deine Arme und (bei geradem Rücken mit zurückgezogenen Schulterblättern) Deinen Rücken sowie die Beine.

- Nimm Dir ein Handtuch und schlinge es bei einer geöffneten Tür um beide Türklinken.

- Du stehst nun vor der Türseite und hast beide Handtuchenden fest in jeweils einer Hand.

- Die Tür klemmt zwischen Deinen Beinen und die Füße stehen rutschfest an Vorder- und Rückseite der Tür.

- Gehe nun in eine leichte Hocke, sodass die Knie leicht gebeugt sind, und lass den Rücken dabei gerade. Schulterblätter zurück und **nur mit der Kraft aus Deinen Armen** ziehst Du Dich mit geradem Rücken und zurückgezogenen Schulterblättern (also Brust raus) zur Türkante hin und gleitest langsam wieder zurück, um Dich gleich darauf wieder zur Türkante zu ziehen.

- Tue dies 12x. Wenn Du es keine 12x schaffst, dann gehe weniger in die Knie. Wenn Du irgendwann mit Leichtigkeit die 12x schaffst, musst Du mehr in die Knie gehen, dann wird es wieder schwerer.

Die Übungen müssen also eine gewisse Anstrengung sein. Sie dürfen dennoch nicht zu leicht sein, sonst sind sie ineffektiv. Sie dürfen nicht schmerzhaft sein, sonst produzierst Du Säure im Muskel und holst Dir schnell Zerrungen.

- Nach 12x der Übung eine kurze Pause einschieben (ca. ½ Minute) und ein zweites Mal 12x rudern. Fertig!

Die wohl effektivste Po-Übung:

- Locker an irgendeinen Tisch oder eine Kommode stellen.
  Hände schulterbreit darauf ablegen.
  Der Rücken muss nicht gerade sein.

- Beuge Dich leicht nach vorn und hebe dabei seitlich gebeugt ein Bein, so wie ein Hund, wenn er mal muss.

- Kreise es in dieser seitlich gebeugten Position hin und her.
  So, wie Du magst.
  Du spürst es, unterhalb des Unterrückens, im Po.

- Zum krönenden Abschluss das gebeugte und angehobene Bein durch noch mehr Vorbeugen des Rückens (Kopf noch mehr Richtung Tisch), in die gerade Position nach hinten hin ausstrecken und einen Moment halten.

- Das andere Bein (Standbein) dabei leicht in den Knien beugen. Das Beinstrecken spürst Du sehr stark im Hintern.

- Dann dasselbe mit dem nächsten Bein, während das andere Pause macht.

- So lang wiederholen, wie es für Dich aushaltbar und angenehm ist.

Diese Übung ist durchaus schwer. Deshalb mach sie ganz am Ende. Sie ist aber auch die Übung, die optisch sehr schnell im Hintern, positiv, zu sehen ist.

Viel Freude! Schau Dir hier die Videos dazu an, um auch alles richtig zu machen: www.Alleinerziehend-KlasseMami.de/sei-fit-Boni

Kapitel 8 Du kannst es Dir nicht leisten, krank zu sein!

Als ich damals zeitgleich mit meinem Kind krank wurde, hatte ich mir geschworen, nie wieder in diese Situation zu kommen und präventiv vorzubeugen. Denn es ist ein hilfloses und furchtbares Gefühl.
Bis heute hat es geklappt. Und es wird auch weiterhin klappen, wenn es Viruserkrankungen, Erschöpfungskrankheiten etc. betrifft.

Ich weiß noch, wie ich zwei ganze Wochen grippekrank mit meinem Kind dalag. Mit einem Bein schon halb im Krankenhaus, zu Hause im Bett hing.
Die Großeltern halfen, wie es ihnen möglich war, aber man ist doch alleine, wenn man als Single-Mama mit dem Kind zeitgleich krank wird.

Ich konnte mein Geschäft nicht führen, mich nicht um mein krankes Kind kümmern und noch nicht einmal um mich selbst. Gleichzeitig das drängende und wütende Unverständnis vom Vater meines Kindes über die Terminausfälle. Eine Situation, die absolut nicht sein darf.

Hier ist Dein Resistenz-Präventions-Fahrplan:

Neben der grundsätzlich guten Ernährungs-, Sport- und Lebensweise aus diesem Buch, legst Du Dir diese täglichen Begleiter zu:

- hoch dosiert Vitamin C und Zink (in kalten Jahreszeiten täglich einnehmen) - starkes Immunsystem
- Multivitamin-Mineral-Komposition (täglich einnehmen) - bindet Krankheitsstoffe, fertig zum Ausscheiden
- hochwertiges Eiweißpräparat (nicht tierisch) - baut auf und stärkt das Immunsystem - hoch dosiert während einer Krankheit, wenn es geht, präventiv täglich

Praktisch all die Dinge, die Du ohnehin nehmen solltest und bei Bedarf nur noch in der Dosierung erhöhen musst.

Sobald eigene Krankheitszeichen aufkommen (Erschöpfung, Husten, Schnupfen..) oder schon nur das Kind krank wird, erhöhe sofort Deine eigene Vitamin-C-Zufuhr drastisch und nimm Zink hochdosiert dazu. (Unizink von KöhlerPharma wird sehr gut vom Körper genutzt.)
In dieser aufkommenden Phase kannst Du mental auch noch „Nein" dazu sagen.

Und wenn es Dich doch mal mit den gängigen Krankheiten erwischen sollte, dann kannst Du ganz schnell wieder hochkommen, indem Du diese Dinge hoch dosiert alle paar Stunden nimmst und mit viel Wasser Trinken beim Ausschwemmen der Viren und Bakterien hilfst.

Bei Krankheit ist Buchweizenbrei ein optimales Nahrungsmittel. Auch in entkräftetem Zustand kann man ihn relativ schnell selbst herstellen (Reiskocher!).
Er ist nahrhaft und bringt Dich mit hoher Nährstoffdichte wieder zu Kräften.

Schalte in dieser Zeit auch ggf. bestimmte Personen, die Deine Regeneration durch unwissendes Verhalten stören könnten, in Deinem Smartphone auf „geblockt". Du wirst vieeel besser gesund. Später kannst Du dies wieder umschalten.

Halte Dich im Alltag an die wichtigen Maßnahmen für Deine körperliche und psychische Gesundheit und Fitness:

- Fang an zu trinken!
- Fülle Deine Depots auf!
- Lass Schädliches weg..
- Nimm Nützliches dazu..
- Finde in Deine 20-Minuten-Sportroutine
- Verhalte Dich im Alltag so, wie Du für die Zukunft gesehen werden willst.

Lebe einfach die KlasseMami-fit-und-attraktiv-Prinzipien, bis sie Dir in Fleisch und Blut übergegangen sind und Dir eine Selbstverständlichkeit geworden sind.

KlasseMami-fit-und-attraktiv-Prinzip Nr. 9
Du bist, was Du von Dir hältst. Und Du wirst, wie Du Dich heute präsentierst!

Kapitel 9 Deine Geisteshaltung Dir gegenüber im Alltag - oder warum jede Frau attraktiver als ihr Umfeld sein kann

Genau drei Dinge erschaffen die Geisteshaltung, welche Du brauchst, um als überdurchschnittlich attraktiv und umwerfend sexy auf Dein Umfeld zu wirken:

- **Nr. 1: Gut zu Dir sein** (Dich pflegen - Dir Deinen selbst empfundenen Wert antrainieren)
- **Nr. 2: Körperbewusstsein erlangen** (durch Deinen Sport)
- **Nr. 3: Deine neue Meinung über Dich** (Deinen Wert in Deinen eigenen Augen heben)

Nr. 1: Gut zu Dir sein - Dich pflegen und Dir dadurch Deinen „selbst empfundenen" Wert antrainieren

Ja, den eigenen Wert fühlen können kann man sich tatsächlich antrainieren.
Indem Du gut zu Dir bist und Dich pflegst.
Damit ist nicht eincremen oder duschen gemeint.
Gut zu Dir sein bedeutet, Pflegen im Sinne von regelmäßig schminken, gut anziehen, regelmäßig Schlaf nachholen, eigene Pausenzeiten (ohne Kind) und grundsätzlich mehr in Deine Bedürfnisse hineinspüren.

Folgende Frage im Alltag gibt Dir gute Antworten: „Was würde mir jetzt richtig guttun?" ..und dies dann immer häufiger tun. Du musst nur anfangen, Dir diese Frage regelmäßig zu stellen!

Nr. 2: Körperbewusstsein erlangen - durch Deinen Sport

Du wirst Dich wertvoller fühlen. Nicht aus dem Grund, weil der Sport Dich optisch attraktiver macht, sondern nur aus dem Grund, weil Du dadurch anfängst Deinen Körper zu spüren.
Das lässt Dich automatisch mit größerer Achtung mit ihm umgehen. So, als ob ein zweites ICH entstanden ist (Dein Körper), den Du mit Respekt behandelst. Er ist Dein wertvollstes Kraftgut, das (neben Deinen Gedanken und Handlungen) maßgeblich Deinen Alltag bestimmt.

Wenn ich Sport mache, bin ich voll und ganz bei den Übungen und mit meinen Gefühlen dabei, wie mein Körper sie ausführt.
Ich fühle mich gut dabei und danach, und habe dadurch große Achtung vor meinem Körper bekommen.

Nr. 3: Deine neue Meinung über Dich - Deinen Wert in Deinen eigenen Augen heben

Hältst Du Dich für heiß? Dann bist Du's auch! Ein Gesetz, das immer funktioniert. Bei jedem. Du kannst es testen.. Schau Dir den nächsten Abschnitt einmal genauer an:

Kennst Du das Geheimnis von Frauen, denen Männer scharenweise hinterherlaufen?

Das Geheimnis von Frauen, denen Männer scharenweise hinterherlaufen, ist, dass sie sich selbst toll finden und das ihrer Umwelt aufprägen. PUNKT.

Fang also an, Dich ab jetzt „Für Dich“ zu schminken und schick anzuziehen. Und nicht, weil gerade ein besonderer Anlass ist, oder Du gerade unter viele Menschen gehst. DU bist der besondere Anlass. Jeden Tag, in Deinem Alltag.

Wenn Du Dich z. B. nur für Dich selbst schminkst und pflegst, und nicht, um woanders gut anzukommen, dann bekommst Du ein anderes Gefühl für Dich. Dann fängst Du an, Dich selbst zu lieben. Die Selbstverständlichkeit Deines Wertes strahlst Du nach draußen. Und es wird niemandem etwas anderes übrig bleiben, als das selbstverständlich so anzunehmen.

Das Gesetz der Resonanz (Anziehung) greift immer. Was Du ausstrahlst (in unserem Fall „Ich liebe mich“), kommt zu Dir zurück. Deswegen ist die einzige wichtige Meinung über Dich, welche im ganzen Universum zählt (hier auf unserer Erde und auch im Geist), **Deine eigene**.

Du bist nicht abhängig von der Meinung anderer über Dich.
Das ist ein Irrglaube. SIE sind abhängig von DEINER Meinung über Dich.
Sie behandeln Dich nämlich immer so, wie Du ihnen begegnest.
Und das kannst Du zum Glück selbst steuern..

Das Gesetz der Anziehung

Ich hatte Zeiten in meinem Leben (z. B. die Pubertät), da fand ich mich alles andere als hübsch. Und meine Umwelt bestätigte mir das dann auch, was ich da über mich dachte.

Dann gab es eine Zeit, zu der ich entdeckte, dass Anziehungskraft mit meiner Ausstrahlung und meinem Verhalten zu tun hatte. Und mit nichts anderem! Und so fuhr ich (probeweise) ein Mittelding - als ich also fand, dass ich ebenfalls etwas hübsches hatte.

Der Test war absolut erfolgreich.

..und daraufhin gab es die „unmögliche Zeit", zu der ich überzeugt war, dass niemandem etwas Besseres passieren kann, als mich zu haben.
Und prompt bekam ich diese Haltung bestätigt.
Und genau das war auch die Zeit, zu der mich meine Schwester fragte, warum mir die Männer so hinterhereifern und dass sie das gar nicht verstehen könne.

Meine Überzeugung von mir selbst und mein automatisch passendes Handeln dazu schien auf Männer anziehend zu wirken.

.. Das war der Zeitpunkt, zu dem ich erkannte: „So wie ich mich sehe, werde ich auch von anderen wahrgenommen. Egal, ob ich dem Schönheitsideal entspreche oder nicht."

NUR die Geisteshaltung und mein daraus resultierendes Verhalten und meine Handlungen rufen diese Dinge, Gefühle und Betrachtungsweisen anderer über mich hervor!

Und dann kam die „Zeit des Erwachsenwerdens“, in der ich das gute Mittelmaß fand :) Verträglich für meine Umwelt und passend für mich.

Das stetige Trainieren Deiner Gedanken und Gefühle über Dich hilft Dir dabei.
Die neue Ernährung, Dein neuer leichter Sport und die Resultate davon machen es Dir wiederum leicht, gute Gedanken zu haben und Dich meist gut zu fühlen. Es geht alles Hand in Hand. Das verstehen und praktizieren so wenige!

Hältst Du Dich für sexy?

Ich hoffe! Denn Du hast allen Grund dazu.
Eine wunderschöne Frau, ohne Ausstrahlung, wird niemals gesehen. Und eine selbstbewusste, fitte und gepflegte Frau, die sich in ihrem Alltag so verhält, als wenn ihr ein Mann gerade die schönsten Komplimente gemacht hätte, überstrahlt jeden neben sich.

Ich kenne eine junge Frau, die alles andere als schlank oder schönheitsgenormt ist (sie schminkt sich noch nicht mal, weil sie sich so vollkommen findet).
Sie ist unendlich sexy für Männer, weil sie sich selbst so unglaublich wertvoll und wichtig empfindet und dies mit größter Selbstverständlichkeit allen zeigt.

Verhalte Dich doch einfach mal so, als ob Du der Volltreffer wärst.. Es macht Spaß und Du empfindest Dich bald wirklich als Volltreffer.

Denke daran: So, wie Du Dir antrainierst Dich wahrzunehmen, so handelst Du auch. Und Deine Handlungen werden wiederum von anderen wahrgenommen und entsprechend reflektiert.

Nimm Kontakt mit Deiner Umwelt auf. Lächle fremde Menschen an, sag ihnen „Hallo“ und lass ein liebes Wort los. Und zwar nicht bei besonderen Anlässen, sondern ganz normal im alltäglichen Geschehen. Das fällt auf. Das macht heute sonst kaum noch wer und es ist etwas Besonderes. Und es macht DICH besonders.

Dein Äußeres: klassisch, weiblich, eindeutig

Grundsätzlich ist es nicht schwer, optisch gut auszusehen.
Ich zähle Dir einmal die Dinge auf, die gut aussehende Frauen bewusst oder teilweise auch unbewusst einsetzen, um eine umwerfende Erscheinung zu haben.

Hier wartet auch ein kleiner „Wahrnehmungstest“ auf Dich. Jeder, der diesen kleinen Test in seiner Umgebung durchführt, kommt zum selben Ergebnis, was die Ursache (das äußerliche Auftreten) attraktiver Frauen angeht.

Es ist nicht schwer, richtig gut auszusehen. Du darfst einfach nicht mehr bei Modetrends mitmachen.
Konzentriere Dich stattdessen auf das Einfache und eindeutig „Klassisch-Weibliche“.

Es müssen keine teuren und besonderen Kleider mit aufwendigen Mustern sein.
Du kannst einen Haufen Geld ausgeben, immer dem neuesten Trend folgen und wirst mit Springerstiefeln und trendigen Mustern auf den Kleidern trotzdem nicht besser aussehen.

Ich hole mir lediglich klassische „Basics“ - Hosen, Röcke, Kleider, Oberteile - und werte sie mit Gürteln, Armbändern, Schuhen, Taschen und Ohrringen auf.

Die Mode ist seit Jahrhunderten immer die selbe. Sie wiederholt sich und wird nur durch eine neue Accessoires-Zusammenstellung neu erfunden.
Und aus all den Modekompositionen und Arten hat die klassische, feminine Mode bei Frauen und Männern gewonnen.

Egal, ob Deine Körperformen „skinny“ oder eher in Richtung weiblich rund gehen. Diese Variante steht jeder Frau am besten. Und Frauen, welche als überdurchschnittlich attraktiv empfunden werden, tragen meist genau diesen Modestil.. klassisch, weiblich, eindeutig..

Diese äußerlich klassisch, weiblich, eindeutigen Dinge machen jede Frau attraktiv:

- hohe Schuhe (egal, wie hoch, Hauptsache hoch, weil hohe Schuhe = weiblich)
- klassisch, weibliches Make-up (Mascara, Eyeliner, Rouge, Lippenstift)
- klassisch und weiblich lange Haare und diese etwas zurechtgemacht
- klassisch weibliche Kleidung (enge Hosen oder weite Businesshosen, Röcke, Kleider, auffällige Accessoires wie Armbänder und Creolen)
- gepflegte Zähne und Hände (Helle Deine Zähne ggf. auf und trage Nagellack in den Farben, die Dir gefallen. Zähne und Hände werden sofort wahrgenommen.)

Frag einen Mann, ob ihm kleine Perlenstecker im Ohr auffallen und er wird sagen: „Tatsächlich, da ist was am Ohr.."
Laut Umfragen finden Männer mittelgroße bis große Creolen an Frauen am schönsten und reizvollsten von allen Ohrringen. Diese passen in Silber oder Gold zu Jeans und auch zum Abenddress.

- Es ist egal, ob Du rote, braune, blonde oder schwarze Haare hast. Lang und gepflegt ist bei jeder Frau am sexiesten.

Klassisch und weiblich bedeutet einfarbig, einfach, aber körperdefinierend. Bei Kleidung z. B. Sachen von H&M, Zara etc. Diese Kleidung wird an Frauen als am schönsten empfunden. Dazu hohe Schuhe (Merkmal für Weiblichkeit), geschminkt, Haare gemacht und ein paar Accessoires.
Genau diesen Frauen wird hinterhergeguckt. Und das sind meist durchschnittliche Frauen. Achte mal darauf. (Dies ist der kleine Wahrnehmungstest, von dem die Rede war.)

- Mach täglich eine zur Haut passende Grundierung drauf.

Lieber zu hell als zu dunkel (Make-up, das dunkler ist als die echte Hautfarbe sieht billig aus).
Wenn Du magst, mach ein bisschen Puder drauf, damit das Rouge nicht so fleckig aussieht.

- Trage Mascara und Eyeliner (schwarz oder, wenn es Dir zu dunkel ist, grau).
- Probiere mit Lipliner und Lippenstift, ob Dir eher die pinken, roten oder braunen Töne besser stehen und am wichtigsten..
- ..trag Rouge. Das ist das sexieste des ganzen Make-up, denn es macht das Gesicht sofort frisch und lässt es weiblicher aussehen.

Fehler, die die meisten Frauen machen:
Sie tragen kein Rouge, schminken sich nicht die Lippen, sondern nur die Augen und sind Sklaven von Modetrends. Sie haben keine gepflegten Zähne und Nägel.

Leg Dir „Deinen Duft“ zu:
Unterschätze nicht die Macht auf Dich selbst, wenn Du Dich selbst gern riechen magst!
Es ist egal, ob ein Parfüm, das gerade 'en Vouge' ist, oder ein älteres. Hauptsache Du fühlst Dich richtig wohl damit, sodass es täglich Deine Weiblichkeit unterstreichen kann.
Geh dazu in die Parfümerie und nimm Verschiedenes aus den Regalen, um zu testen und etwas Passendes zu finden.

Ich finde, Parfüm macht auch im Alltag einen großen Wohlfühlunterschied. Auch in der Anziehung und Wirkung auf andere.
Mein Sohn wird ganz verrückt, was kuscheln an Mamas Hals anbelangt :)

Ordentliche Haare:
Gewöhne Dir an, die Haare, wenn nötig, immer schon abends zu waschen. Außerdem passt das gut in den Single-Mama-Alltag. Dann sind sie morgens gut durchgetrocknet und Du kannst sie problemlos und vor allem mit langer Haltedauer frisieren. Das sollte morgens nicht mehr als ¼ Stunde in Anspruch nehmen.

Ich kann den LockenCurl von „Ghd“ empfehlen. Was Leichteres gibt es nicht. Vergiss aufwendige Lockenwickler und umständliche Glätteisen! 'Good Hair Day - Every Day' und es stimmt! Es gibt nichts Vergleichbares auf dem Markt!
Ein bisschen Übung braucht es, aber wenn es dann klappt, gibt es nichts Leichteres, länger Anhaltenderes, Schnelleres und Schöneres im Ergebnis als diesen.

Und das ohne haarschädigende Haarprodukte und Mittel benutzen zu müssen. (Im Anhang habe ich eine Adresse für Dich!)

Sei nicht nur fit, sondern auch attraktiv! Sei eine Frau; trage Schuhe mit Absatz, einfache klassische und körperanliegende Sachen, aber werte sie mit eindeutig weiblichen Accessoires nach Deinem Geschmack auf. Trage Lippenstift und Rouge. Du wirst sehen, wie vollkommen Du damit aussiehst.
Ich will, dass Du, auch was dieses Thema anbelangt, Dein volles Potenzial entdeckst!

Kapitel 10 Ergänzungen, die Dich umhauen werden! Und das volle Potenzial Deiner weiblichen Körperformen „abrunden“

Deine Brüste sehen nach der Entbindung Deines Kindes/Deiner Kinder nicht mehr so aus wie davor? Du hast evtl. gestillt bzw. möchtest grundsätzlich das volle Potenzial Deiner Brüste nutzen und sie voll und straff sehen, egal welches Alter?

Du willst Deine frühen Mami-Falten auffüllen, die durch den Single-Mami-Stress viel zu früh und zu doll entstanden sind? Ohne Botox oder anderen Nonsens.?

..Es gibt absolut unglaubliche Produkte zur innerlichen und äußerlichen Anwendung, die Dein äußeres Erscheinungsbild zum Positiven formen können.
Ich nutze sie selbst und habe sie bislang als meine absoluten Geheimnisse gehütet .. und diese Wahnsinnsprodukte hast Du jetzt höchstwahrscheinlich auch verdient. Nun, da Du Dich als extrem wertvoll erkannt hast und auch so mit Dir in Deinem Single-Mama-Alltag umgehst..

Ich teile mit Dir auch diese, denn sie sind einfach perfekt für die „Abrundung“ - im wahrsten Sinne des Wortes - Deiner weiblichen Körpermerkmale und bringen das beste Potenzial davon zum Vorschein: Deine Brüste, Deine Haut und Deine Haare..

Der absolute „Geheimtipp unter den Models. Bekannt in New York, Paris, Mailand“: Oh, ich habe gejauchzt, als ich das erste Mal mit 16 dieses Wundermittel ausprobiert habe und plötzlich ein ganzes Körbchen voller mit meinen Brüsten war..

Und Jahre später, nach der Entbindung, kam dann noch etwas dazu, was mir meine Still-Brüste wieder straffte und keinen glauben ließ, dass da mal ein Kind ein ganzes Jahr daraus genährt wurde..

Als Teenager erfuhr ich durch eine Bekannte meiner Mutter von pflanzlichen Tabletten, hauptsächlich aus Hopfen und ein paar anderen Getreiden (nicht gerade basisch, aber wir wollen mal nicht päpstlicher als der Papst sein).
Sie hatte sie aus einem spanischen Bioladen und ihre Brüste fingen, mit 38 Jahren, dadurch wieder an zu wachsen.

Sie machte damit aus ihrem A-Körbchen ein volles B-Körbchen. Jahre später googelte ich so lange, bis ich genau dieses Präparat fand und nach wenigen Wochen und Monaten ging ich von Körbchengröße 70B auf 70C und letztlich auf 70D (!).

Diese Nahrungsergänzungen bewirken bei regelmäßiger Einnahme, dass das Wachstum der Brüste wieder einsetzt. Der Östrogenspiegel steigt. Ich glaube, fruchtbarer macht dieses Präparat auch (hmm.. jetzt weiß ich, warum das so schnell ging bei mir .. :)).

Ein holländisches Präparat namens NPU von der Firma „The Natural Push-Up Company".
Es greift, wohl nicht schädigend, in den Hormonhaushalt ein. Ich habe es jahrelang glücklich benutzt, zuletzt weit nach dem Abstillen, und ich habe in wärmerer Umgebung nur etwas leichter entstehende Hitze bei mir als Nebenwirkung festgestellt. Damit kann ich persönlich leben..

Nachdem ich abgestillt hatte, sahen meine Brüste nicht schlecht aus. Da kann ich mich wirklich nicht beklagen, aber sie sahen nicht mehr ganz so aus wie vorher.

Also griff ich auf das beliebteste Brustserum der Italienerinnen zurück und schwupps.. nach 2 Wochen hatte ich prallere und deutlich straffere Brüste, fast genau wie noch vor dem Stillen.

Das Brustserum von der Firma Pupa „AEF Breast Enhancer Serum". Der Inhaltsstoff ist Pueraria Mirifica. Eine asiatische Wurzel, welche wie ein Hormon wirkt, aber kein wirkliches ist und als pflanzlicher Wirkstoff keinerlei Auswirkung auf den Hormonhaushalt hat.

Es wird äußerlich aufgetragen und strafft das Brustgewebe. Es kann Deine Brüste um bis zu eine Körbchengröße voluminöser zaubern. Der Straffungseffekt ist enorm gut.
Es kann für beide Brüste benutzt werden oder nur für eine, um ungleiche Größen auszugleichen. Ich liebe es!

Mein Favorit für tolle und volle Brüste (und ich benutze sie trotzdem beide) ist und bleibt das Produkt NPU von „The Natural Push-Up Company" aus Holland. Blättere gleich zu unserer wunderbaren Adressliste vor, um Dir dieses Produkt zu holen.

Für volle, seidige und tolle Haare hat die Werbung ebenfalls tausend Sachen und trotzdem wirkt davon kaum etwas. Es gibt viel zu günstige Sachen, die sich jeder leisten kann und die wirksamer sind als jedes teure Produkt mit bezaubernder Verpackung. Das würde ein Kosmetikkonzern niemals zugeben, weil es sich ja jeder leisten kann und sie nichts mehr verdienen würden..

Es ist ja auch in Ordnung und schön, wenn wir Frauen uns gerne hübsche Sachen ins Badezimmer stellen und uns damit besonders fühlen. Ich mache das auch gerne :) Aber als ausgebildete Kosmetikerin weiß ich, dass die extrem gute Wirkung von spottbilligen Stoffen wie diesen hier kommt:

- Braunhirsemehl (3 Teelöffel tägl.)
- hoch dosiertes Zink tägl. (z. B. Unizink von Köhlerpharma)
- ODER Du gewöhnst Dir stattdessen grundsätzlich an, Dein Multivitamin-Mineralstoff-Präparat täglich und extrem hoch dosiert einzunehmen (gleicher Effekt)
- Hyaluronsäure innerlich (z. B. Hyaluronsäurepulver aus dem Pferdefachhandel..)

Haut und Haar gehen darauf unverschämt gut ein. Deine Nägel sehen damit immer toll aus und sind praktisch bruchsicher.

Du denkst doch nicht wirklich, dass man dem „gemeinen" Bürger die einfachen und effektiven Sachen erzählt. Daran würde unsere bestehende Industrie zugrunde gehen.. weil alle gesund, schlank und unabhängig wären und keine „neuen" Produkte mehr kaufen würden :)

Trotzdem gibt es Cremes, die eine bessere Wirkung haben als andere. Und auf Hautpflege von außen wollen wir natürlich auch nicht verzichten.
Drei sehr gute Hautpflegeprodukte, welche gern von bekannten Beautys benutzt werden, sind die Cremes „Leffery" (im Internet zu kriegen), Hautpflege von der Firma „Innerlight" (wo es auch die hochwertigen Greenpowder für den grünen Saft gibt) und die Kosmetik von „YoungLiving".

Worin sie sich in ihrer guten Wirkweise ähneln und was offensichtlich das Merkmal funktionierender Hautcremes ist:
Sie haben alle einen extrem hohen Hyaluronsäuregehalt von guter Qualität und sind aus unseren Beautyölen gemacht, die ich in diesem Buch auch schon für innerlich empfohlen habe.
Die Cremes führe ich auch noch mal am Ende des Buches mit Bezugsadressen auf.

Die Lefferycreme- polstert sofort sichtbar die Hautzellen auf und lässt dadurch zu frühe Mama-Falten verschwinden.

Young-living-Hautpflegeprodukte- sind aus hochwertigen Ölen, welche ich auch pur dort kaufe, weil sie zur Beruhigung von Babys und Kleinkindern unschlagbar sind.
Die Infektbekämpfung bei meinem Kind kann ich so jedes Mal ohne Antibiotika in wenigen Tagen schaffen. (Achtung: Bei manchen Menschen besteht Allergiegefahr wegen der ätherischen Öle!)

Innerlight Hautpflege - Hyaluronsäuregehalt ebenfalls sehr hoch. Hoch effektive Creme und Serum, polstert sichtbar und anhaltend im Gesicht auf.

Nun ist die ganze Zeit von „Hyaluronsäure" die Rede. Hyaluronsäure wirkt äußerlich extrem gut, ist aber selbst in teuren Cremes völlig unterdosiert eingebracht.
Sie wird von jungen Menschen eigentlich selbst genügend im Körper hergestellt und deswegen liegt es nahe, dass man diese auch innerlich einnehmen kann.

Apotheker sind ja bekannterweise die „Nährstoffdealer" überhaupt. Ich kenne einige, die keine Medikamente von den Pharmakonzernen anrühren (obwohl sie diese an ihre Kunden verkaufen), und sich lieber selbst ihre Nährstoffcocktails mischen (Vitamine, Mineralien), um gesund und schön zu sein. Darunter auch Hyaluronsäure zur Einnahme. Die Haut sieht damit toll aus!

Um den Glanz der Haare noch zu forcieren und bei jedem Frisörbesuch gesagt zu bekommen, dass dort nichts kaputt ist und nicht geschnitten werden muss, kann ich sehr das Moroccanoil von Moroccanoil UK LTD empfehlen.

Für dünne Mamis, die „Kurve“ zeigen wollen

Möchtest Du ein fahles, schmales Gesicht, was durch die erste Babyzeit ausgezehrt wirkt, wunderschön aufpolstern?

Manche Mamis sind nach der Geburt des Kindes und noch Jahre danach völlig ausgezehrt und untergewichtig. Der Grund sind auch hier wuchernde Mikroorganismen, die sämtliche Nährstoffe und Proteine, welche zum Aufbau von Muskeln und Gewebe benötigt werden, wegfressen.
Die Zusatzbelastung, für das Kind da zu sein und evtl. auch noch zu stillen, bedeutet, dass auch das letzte bisschen an Reserve von Nährstoffen und Proteinen weggeht.
Es gibt aber eine galante und höchst effektive Möglichkeit, sich seinen Körper zurückzuholen. Wenn Du dazugehörst..

..Hier Dein Zauberpräparat:

- MAPs (siehe Adressliste)

Einziges Protein-Präparat auf dem Markt, dessen Eiweiß zu 100 % vom Körper aufgenommen und verwertet werden kann und 0 % Abbauprodukte enthält. (Noch mal der Vergleich: Das Eiweiß aus Fleisch kann nur zu 20 % verwertet werden und produziert gleichzeitig 80 % giftige Stickstoffabfälle, welche Dich übersäuern und den Teufelskreis nur mehr forcieren.)

Es füllt die Lücken unterernährter Zellen und hilft Übergewichtigen abzunehmen und Untergewichtigen zuzunehmen. Nebenbei ist es auch noch ein hervorragendes Produkt bei Stressbewältigung. Ich nehme bis zu 3x5 (15 Stück) täglich.

Dein Schlüssel zum Erfolg:

- Genauso weiteressen wie bislang. Die gleiche Menge und die selben (ungesunden) Sachen
- und lediglich mittags und abends einen Salat dazu, mit Bohnen, Tofu oder Mozzarella drauf und großzügig Salatsoße aus den guten Ölen, etwas Salz und Apfelessig sowie Melasse-Hefe darin.
- Idealerweise nach jedem Essen 3-4 MAP-Presslinge mit ein bisschen Wasser nehmen.
- Greens zwischen den Mahlzeiten trinken
- 1x pro Tag (entweder nach Mittag- oder Abendessen) einen gesunden Weightgainer zu Dir nehmen (hat zusätzliche Kalorien).
- Nach und nach erst die ungesunden Lebensmittel gegen basische austauschen, damit nicht noch mehr Gewicht verloren wird, oder Schwächung durch Reinigungssymptome auftritt.

Weightgainer (Smoothie) für Deine Zellen und Deine „Kurven":

- 50 g Mandeln
- 1 Stange Staudensellerie
- 1 reife Avocado (reif, wenn sie beim Draufdrücken nachgibt)
- ein bisschen frischer Zitronensaft (Kerne können mit rein) nach Geschmack
- Reismilch
- evtl. ein Stückchen grüne Paprika oder ein Paar Salatblätter, wenn gerade vorhanden

Mandeln über mehrere Stunden, am besten über Nacht, mit Wasser bedeckt im Kühlschrank einweichen lassen. Enzyme setzen sich frei und das Protein der Mandeln wird vorverdaut für optimale Verträglichkeit und Nutzen.

Fertig eingeweichte Mandeln schälen (lassen sich leicht aus der Schale drücken) und mit Reismilch bedeckt im Mixer zerkleinern. Nicht zu klein, man soll noch kauen müssen, um den Smoothie nicht zu schnell runter zutrinken. Wichtig für die Verdauung, welche ja schon beim Kauen beginnt.

1 ganze Avocado hinein-löffeln, Stangensellerie grob hinein schnippeln, Zitrone darauf träufeln (Wenn Kerne mit rein fallen, drin lassen. Sehr gesunde Bitterstoffe für Deine Verdauungsorgane Leber, Galle etc.) und je nach Geschmack mit Reismilch auffüllen. Den Smoothie kannst Du mit der Menge der Reismilch flüssiger oder dicker machen.

Alles im Mixer noch mal kurz durchmixen. Fertig.

Achte wirklich darauf, mit wenig Greens zu beginnen und Dich langsam auf die empfohlene Menge zu steigern.
Am Anfang nimmst Du vielleicht noch ein bisschen mehr ab, weil all die Schlacken gelöst und abtransportiert werden. Du nährst Deine Gewebe aber gleichzeitig mit Greens, Ölen und den MAP-Proteinen, sowie einem basischen Weightgainer pro Tag.
Erstverschlimmerungen werden bei dieser Vorgehensweise so gut wie umgangen. Halte durch! Dann siehst Du auch bald Erfolge!

Kapitel 11 Dein eigenes Gefühl für Deine neue Lebens- und Ernährungsweise als Single-Mama erlangen

Dieses Buch soll Deine Grundlage zu diesem Thema sein. Aber trau Dich dennoch „außerhalb Deiner eigenen Grenzen" zu denken und selbst zu schauen, was in diese Lebensweise noch alles reinpasst, anstatt Dich jetzt selbst einzugrenzen. Du kannst hiermit ganz doll kreativ und flexibel sein.

Ich habe sämtliche Ernährungsformen studiert und ausprobiert. Diese vereint das Optimum, die geringsten Risiken und die größten Vorteile.

Ich selbst esse z. B. täglich meine 2.300 kcal. Aber ich bin nicht dick, weil es gesunde Kalorien sind. Die Richtigen und die, die mich auch satt machen.
In meinem Fall hole ich sie mir aus „sauberen" Proteinen, 1-2 Salaten pro Tag und Gemüse mit viel guten Fetten und Ölen.

Ich starte 3 Tage die Woche mit 20 Minuten Sport in den Tag, spüre meinen Körper und fühle mich damit wohl und leistungsstark. Meine Muskeln sind damit gut ausgebildet und ich bin selten mal erschöpft.

So ist es bei mir. Aber es kommt auf Deine ganz persönliche Kombination im Alltag an.

Letztendlich musst Du es auf Deine individuellen Vorlieben und Bedürfnisse anpassen. Spüre dazu immer in Dich rein und achte darauf, wie es Dir mit den verschiedenen Dingen geht.

Das bedeutet:
Wenn Du Dich fast ausschließlich den lieben langen Tag von den basischen Salaten und Gemüsen mit guten Ölen ernährst, kannst Du Dir auch ohne Bedenken Deine 4-5 Eier (mit ihren kleinen Trichimonaden) morgens reinhauen. Das übrige Essen, in Form von Salaten, gleichen Dein gesundes Milieu in diesem Beispiel ja komplett aus.

Wenn Du die Gemüse und Salate zwar regelmäßig, aber in geringer Menge und regelmäßig (täglich) mit den „guten Kohlenhydraten" (Hirse, Buchweizen, Reis etc.) kombinierst, dann natürlich Dinge wie Eier, Tofu etc. auch nicht in zu großen Mengen (wie im oberen Beispiel) einnehmen.

Das kann sich bei Dir auch jahreszeitlich immer ändern. Wenn Du im Sommer lieber kühle und frische Sachen isst und im Winter vermehrt Gegartes mit Kohlenhydraten.

Noch ein anderes Beispiel: Wenn Du Dich richtig bewusst daran hältst und radikal nur die absolut basischsten Sachen hiervon nimmst und selbst im Alltag keine großen Ausnahmen mit rein nimmst, dann verträgt Dein Körper auch ein Steak einmal pro Monat.

Wie Du siehst, es ist ganz individuell an- und ausgleichbar. Aber betrüge Dich auch nicht selbst :)

Immer Deinen wunderhübschen Kopf mit einschalten. Und bewusst diese Themen bei Dir verfolgen. Du bist es wert!

..und hier noch das letzte KlasseMami-fit-und-attraktiv-Prinzip..

KlasseMami-fit-und-attraktiv-Prinzip Nr. 11
Sei keine Schlaffi-Single-Mama,
sondern lebe Dein volles Potenzial – JETZT!

Wenn Du etwas an Deiner Kraft und Deiner Fitness verändern willst, dann musst Du etwas anders machen! Und zwar nicht morgen, sondern heute. JEDES „heute". Genau JETZT. Nur im Moment kannst Du etwas verändern, nicht in Deinen zukünftigen Vorhaben, die immer Vorhaben bleiben werden.
Ich will, dass Du noch in der „heißen Phase", also in der Du noch richtig begeistert bist, die Infos noch frisch in Erinnerung hast und die Lust da ist loszulegen, beginnst.

Nimm Dir vor ALL DIE DINGE DIESES BUCHES FÜR DIE NÄCHSTEN 48 STUNDEN ZU PRAKTIZIEREN. Das ist eine Zeitspanne, welche keine große Wandlungspanik in Dir hervorruft und von Deinem Verstand leicht vorstellbar und durchzuhalten ist.
Nach diesen 48 Stunden legst Du entweder die nächsten 48 fest oder weißt schon, dass alles für Dich klar ist und leicht sein wird.

Dein Leben und Deine Lebensweise ab jetzt komplett umzuändern löst vielleicht Druck bei Dir aus und Du beginnst erst gar nicht. Deswegen die 48-Stunden-Zeitspanne, die Dir die nötige Gelassenheit und anschließende Sicherheit geben wird, dass dies alles machbar und wunderbar integrierbar ist.

Ich drücke Dich..!
Deine Frauke :)

..hier geht's nochmal zu Deinen Boni:

Vergiss nicht, Deine Boni zu nutzen! Klicke gleich darauf, um alles zu downloaden und um die Videos sehen zu können:

http://www.Alleinerziehend-KlasseMami.de/sei-fit-boni

Produktempfehlungen von mir/Bezugsadressen:

Für äußerliche Anwendungen und innerliche, welche ich selbst nutze und geprüft habe.

Hast Du Lust auf Zusatzhelfer, die Dich rundum noch besser stellen werden? Wenn Du nur ein kleines Budget hast, keine Sorge. Du kannst mit oben genannter Ernährungsweise und dem Trinken von ca. 3 Litern „Greens“ und Wasser Dein gesundheitliches Leben um 190° wandeln.

Du brauchst folgende Dinge NICHT. Aber wenn Du die finanziellen Mittel hast, sie zu integrieren, sind diese die Nummer eins, um Deine Gesundheit und Schönheit auf ein noch höheres Level zu heben:

„Greens“ von der Firma Innerlight: www.innerlightinc.com - Unten auf der Website auf Dein Land klicken, um einzukaufen. Ich kaufe dort meine Greens (Supergreens) und pH-Tropfen (Prime PH), um meine Getränke basisch zu machen.

Gerstengraspulver von der Firma PureRaw:
http://www.pureraw.de/

Zur Zubereitung für einen grünen Gräsersaft mit hochwertigem Wasser mischen.

Basischer Kokosnusssaft aus jungen, grünen Kokosnüssen – Produktname „Coco juice" von Dr. Antonio Martins:
https://www.nu3.de/catalog/
oder auf Amazon: http://www.amazon.de/s/?ie=UTF8&keywords=dr+antonio+martins+coco+juice&tag=googhydr08-21&index=aps&hvadid=60472288510&hvpos=1t3&hvexid=&hvnetw=g&hvrand=5587111909496605597&hvpone=&hvptwo=&hvqmt=b&hvdev=c&ref=pd_sl_2yo8yzl7y8_b

Basische Kokosmilch zum Kochen aus grünen Kokosnüssen – auch von Dr. Antonio Martins:
http://www.konsumgut.net/Nach-Lieferant/Dr-Antonio-Martins/?gclid=CPve5qOW68QCFcXltAodMggALQ

B-Vitamine – Produktname „Synervit" von der Firma Makolpharm:
http://www.synervit.de/14.synervitkaufen.html
Super während Schwangerschaft, Stillzeit und die „erste Zeit allein mit Kind" (zusätzlich zum orthomolekularen Multivitamin-Mineralstoffpräparat.

Orthomolekulares Multivitamin-Mineralstoffpräparat – „Life Extension Mix Powder" von der Firma LifeExtension:
https://www.lifeextensioneurope.de

Krankheitsbekämpfer (bei Grippe, Virus etc.) „Buffered Vitamin C Powder", ebenfalls von der Firma LifeExtension:
https://www.lifeextensioneurope.de/
Hochwertigstes und hochdosiertestes Vitamin-C-Präparat mit Zink.

Brustcreme zur Straffung und fürs Volumen „Pupa Breast Enhancer“ von der italienischen Firma Pupa:
http://www.kdkosmetik.de/sp/
oder über Amazon: http://www.amazon.de/PUPA-Breast-Enhancer-Busen-Creme/dp/

Und „NPU Breast Tablets“ von der Firma „The Natural Push-Up Company“:
http://www.thenaturalpushup.com/S_Quality/orderform_de.html
Bekannt als „Der Geheimtipp unter den Models - Bekannt in New York, Paris, Mailand“

Youngliving Cosmetic: https://www.youngliving.com/
Ich benutze den Reinigungsschaum und die ätherischen Öle - Um bestellen zu können, muss man sich dort als Distribuent registrieren.

Hervorragendes Haaröl (nicht-bio) „Moroccanoil“ von Moroccanoil UK LTD:
Auf Amazon und in einigen Frisörgeschäften zu bekommen.

„MAP“ von der Firma Dr. Reinwald vital:
http://www.amazon.de/MAP%C2%AE-MAP-120-Presslinge-Packung/dp/B0088MS220/ref=sr_1_3?ie=UTF8&qid=1427721300&sr=8-3&keywords=master+amino+acid+pattern
Das zurzeit am besten zu verstoffwechselnde Proteinpräparat. Zusätzliche Kraft und Schönheit durch die richtige Proteinergänzung.

„Vitabiosa“ - ein fermentiertes probiotisches Getränk:
Hoch konzentriert und mit etwas Wasser vorm Gebrauch zu verdünnen:
http://www.amazon.de/Biosa-Vita-1L/dp/B00106AOFE

Leguano Barfußschuhe, für den Sport super geeignet:
http://www.amazon.de/Leguano-Barfuss-Schuh-PREMIUM-primera-schwarz/dp/B00A6B2BL4/ref=sr_1_4?ie=UTF8&qid=1428655779&sr=8-4&keywords=leguano

Schwingendes (weiches) Trampolin von „Bellicon“:
https://www.bellicon.de/de_de/gute-gruende/weshalb-bellicon?gclid=Cj0KEQjw6tepBRDLqLnxouaY_pkBEiQAPIOiBulrLuCZj5M-w-ulw6hXg2G0LNZeuQl_OFlw2CVqCalaAggb8P8HAQ

LockenCurl von „Ghd“:
http://www.ghdhair.com/de/wands/ghd-curve-classic-wave-wand

Mr. Magic Küchenmixer:
http://www.amazon.de/s/ref=nb_sb_noss_1?__mk_de_DE=%C3%85M%C3%85%C5%BD%C3%95%C3%91&url=search-alias%3Daps&field-keywords=mr+magic
Für Smoothies, Säfte etc.. Ich nehme es für sämtliche Zubereitungen. Hält extrem lange, bei günstigem Anschaffungspreis.

Hochwertige und dabei preiswerte Wasseraufbereitung mit dem „Carbonit Wasserfilter“: http://www.carbonit.com/
Patronen alle paar Monate für wenige Euro nachkaufen und selbst austauschen. Ich bin sehr zufrieden damit.

„Aquion“ Wasseraufbereitungsgerät für zu Hause:
http://www.salux-online.de/
Dieses Gerät ist teuer. Wer es sich leisten kann, hat damit das beste Wasser, das der Körper kriegen kann, und kann sogar auf die pH-Tropfen (H2O2) verzichten, weil es nicht nur gefiltert, sondern auch schon basisch aus dem Hahn kommt. Der aber wohl größte Vorteil ist, dass es im Körper so reagiert, wie wir es gerade brauchen.

Das bedeutet, dass es nicht die Magensäure beim Verdauungsakt stört und sich sofort im pH-Wert anpasst. Du musst mit diesem Wasser also nicht mehr darauf achten, dass 2 Stunden zwischen Deinen „Greens“ und anderen basischen Getränken liegen. Die Verdauung wird dadurch nicht beeinträchtigt! Außerdem dringt es noch besser in die einzelnen Zellen des Körpers und ist das Wasser erster Wahl.

Wenn Du das Aquiongerät hast, fängst Du einfach das saure Wasser auf, welches während des Zapfens des basischen Trinkwassers entsteht, und wäschst darin Dein Gemüse in wenigen Sekunden keimfrei! Ich liebe es!
Genauso nutze ich dieses saure Wasser, um äußerlich mein Gesicht zu waschen. Basisch von innen reinigen, und sauer von außen.

Über die Autorin

Frauke Schmidt, geboren 1987 und Gründerin von Alleinerziehend-KlasseMami.
Sie schrieb bereits während ihrer Schwangerschaft und nach der Trennung vom Vater des Kindes ihr erstes Buch für Frauen in gleicher Situation.

Kurz nach der Geburt ihres Sohnes gründete sie mit 24 Jahren ihre erste eigene Firma. Sie ist heute beruflich als Autorin und Trainerin für alleinerziehende Frauen tätig.

Aufgewachsen in einer Heilpraktiker-, Psychologen- und Ernährungsberater-Familie, begann sie schon mit 13 Jahren, ihre Mutter in den Sommerferien regelmäßig in die Vereinigten Staaten zu begleiten, um dort mit ihr gemeinsam an Weiterbildungen, Schulungen und Kursen zu Gesundheitsthemen teilzunehmen und sich ebenfalls darin ausbilden zu lassen.

Weiterbildungen zur alternativen Schönheitspflege führten sie zur anschließenden Fach-Ausbildung am Cosmetic College Dr. Rimpler. Außerdem ist sie ausgebildete Ernährungsberaterin nach Dr. med. M. O. Bruker.

Die persönliche Bekanntschaft mit dem berühmten Mikrobiologen und Pionier der Ernährungswissenschaft, Dr. Robert O. Young aus den USA, ließ sie noch tiefer in die Materie einsteigen und seither beschäftigt sie sich vorrangig mit Themen der Gesundheitspflege und dem daran gekoppelten „Lifestyle" des grundsätzlichen Wohlgefühls im Leben.

Gerade bei herausfordernden Lebenssituationen berät sie Frauen in Gesundheitsfragen und positiver Geisteshaltung sowie in ihren Verhaltensweisen.

Über Mich

Hallo liebe Single-Mama!

Mein Name ist Frauke Schmidt, ich bin zu diesem Zeitpunkt 28 Jahre alt und alleinerziehende Mama von einem fast 3-jährigen Jungen. Ich arbeite beruflich selbstständig als Trainerin und Autorin und coache andere alleinerziehende Mamis.

Vor etwas über einem Jahr gründete ich den Blog von Alleinerziehend-KlasseMami und veröffentlichte vor kurzem mein zweites Buch für Single-Mamis.

Ich bin hier, um Dir zu zeigen, wie Du es wuppst.

Damit meine ich ein erfülltes, leichtes, glückliches und finanziell sicheres Leben zu führen.
Mehr Zeit für Dich, Dein Kind (bzw. Deine Kinder) und Deine Sachen.

Übersetzt heißt das: weniger Frust, weniger k. o. und ohne Zukunftsängste. Ein Leben in mehr Leichtigkeit und Freiheit. Eine Umwelt, die Dich liebt und schätzt und sich um Dich reißt.

Ich bin hier, um Dir zu zeigen, wie Du Dir Dein Leben zurückholst!

Deswegen bin ich selbstständige Unternehmerin und leidenschaftliche Vollblut-Mami. Meine Arbeit als Coach, Autorin und Pionierin ist pure Passion.

Mein Laptop ist meine Hauptarbeitsstelle und mein Kind mein Antrieb und meine Inspiration.

Meine Anleitungen für Single-Mamis sind genauso Mut machend wie informativ und einfach umsetzbar.
Egal, welch unterschiedliche Frauen mit meinen Anleitungen gearbeitet haben, keine von ihnen lief jemals wieder mit hängendem Kopf oder gar hilflos durch die Straßen.

Ich helfe alleinerziehenden Mamis aus Deutschland, Österreich und bis in die Schweiz durch klare und erprobte, leicht anwendbare Schritt-für-Schritt-Anleitungen, es zu wuppen und ein Leben zu leben, um das sie jede Nicht-Alleinerziehende und jede Nicht-Mama durch die Bank weg beneidet.

„Fraukes Anleitungen sind ein Zeugnis der Kraft, die entsteht, wenn man (Frau) die Blickrichtung vom Problem weg und zur Lösung hinwendet. Vielen Dank für Deine Arbeit!"

-Susanne aus Berlin-

"Ich finde es wirklich supertoll, einen Leitfaden gefunden zu haben, der mir durch diese schwierige Lebensphase hilft. Man fühlt sich oft alleine und fragt nach dem Warum. Dabei gibt es wirklich viele Frauen in ähnlicher Lage. Mich hat das Lesen unheimlich beruhigt, mir Mut und Kraft gegeben."

-Franziska K.-

"Ich freue mich echt total, auf deine Seite gestoßen zu sein! Als ich gelesen habe, dass es anderen genau so geht wie mir, und ich nicht alleine damit stehe, ging's mir Tag für Tag ein wenig besser. Ich finde es faszinierend und lobenswert, dass du dir in der selben Situation die Mühe gemacht hast und diese Tipps, bzw. dieses Buch für Frauen geschrieben hast, die ansonsten wahrscheinlich schon längst den Kopf hängen gelassen hätten! Richtig toll :) und ich freue mich auch jeden Tag auf eine E-Mail von dir mit weiteren Tipps! Mach weiter so, viele liebe Grüße aus Emden, Ostfriesland

-Insa U.-

Wie alles anfing..

Als ich damals schwanger wurde, stand ich nach der Bekanntgabe derer ganz alleine da. Der Vater wollte das Kind nicht und ich zog übergangsweise zurück zu meinen Eltern. Ich war damals völlig verzweifelt. Allerdings nicht übermäßig lange ...

Denn der Weg, den ich ab da gehen musste, hat mich gestärkt und mir meine Kraft und meine Echtheit gegeben.

Durch Demut und beharrliches Nach-vorne-Schauen habe ich mich und mein Kind aktiv mit größtem Verantwortungsbewusstsein und liebevoller Hinwendung in ein Leben bringen können, das ich anders nie so kraftvoll und selbstbestimmt hätte gestalten können.

Ich hatte damals die Wahl, in Selbstmitleid und Schuldgefühlen unterzugehen oder mich aufzurichten und mich aktiv meiner neuen (Lebens-)Aufgabe mutig zu stellen.
Mir und meinem Kind das zu erschaffen, was ich wirklich wollte.
Ein Leben in Freiheit, die alten Konventionen abgestreift, unabhängig und voller Freude, gespannt, welche Herausforderungen mir als Nächstes begegnen würden. Und natürlich mein Kind. Ein Segen und meine größte Liebe, für das ich voller Dankbarkeit bin.

Ich habe gelernt, probiert, gelitten und Erfolge gehabt. Ich ließ mich inspirieren und inspirierte schließlich selbst.

Ich traf eine Entscheidung. Und ich danke Gott dafür, wohin sie mich gebracht hat.
Wir haben eine große Aufgabe, und diejenigen von uns, die wirklich wollen, werden sie meistern, auf kraftvolle Art und Weise!

Ich glaube, dass jede Alleinerziehende, die die Entscheidung für ein kraftvolles, mutiges und volles Leben fällt, alles haben und erreichen kann, was sie sich vorstellt.

Wenn Du heutzutage mitmischen willst, musst Du Deine vergrabenen Potenziale freischaufeln und sie leben! Das bedeutet, Deinem eigenen Wert, Deiner eigenen Schönheit und Deinen eigenen Wünschen freudig „Hallo" zu sagen..

Davon abgesehen glaube ich, dass nicht nur Alleinerziehende, sondern auch jede andere Frau in einer bestimmten Art und Weise an das Leben herantreten sollte, um ihre Ziele, ihr Glück und diesen Planeten in vollster Weise auszukosten.

Ich bin mit meinen leicht umzusetzenden Schritt-für-Schritt-Anleitungen bekannt dafür, Angst in Vertrauen und Hoffnungslosigkeit in Mut und Freude umzusetzen.

Ich helfe Dir, in Deine Kraft zu kommen!

Werde das, was die Welt für Dich vorgesehen hat: eine glückliche, starke und begehrenswerte, attraktive Mami und Frau!

Mir liegt viel an Deinem Fortschritt. Durch meine wöchentlichen kostenlosen E-Mail-Trainings und meine legendären Anleitungen in meinen Büchern lernst Du, Dich zu entwickeln und das zu bekommen, was Du für Dich und Dein Kind (Deine Kinder) erreichen willst.
(Hier kannst Du Dich selbst zum kostenlosen Training eintragen: www.Alleinerziehend-KlasseMami.de/3-beste-Tipps)

Wann immer ich neue und hilfreiche Produkte oder wunderbare andere Infos anbiete, von denen ich denke, dass sie Dein Leben bereichern, gibt Dir mein Newsletter rechtzeitig Bescheid.

Trag Dich über diese Adresse ein und hol Dir regelmäßige kostenlose Inspiration!

www.Alleinerziehend-KlasseMami.de/3-beste-Tipps

Natürlich bin ich keine Übermutter oder Heilige. Ich werde niemals behaupten, perfekt und fehlerlos zu sein (wie langweilig).

Mein Ziel ist es, das Allerbeste in Dir und Deinem Leben zum Vorschein zu bringen, Dich aufzurichten, lächeln zu lassen und Deinen Weg für alles Weitere zu ebnen.
So ehrlich und kraftvoll, wie es nur geht.

Auf das schönste Mutter- und Frau-Sein!
Deine Frauke

Hier noch mal der Download Deiner Boni und der Zugang zum Videobonus:

www.Alleinerziehend-KlasseMami.de/sei-fit-Boni

In der Alleinerziehend-KlasseMami-Serie bereits erschienen:

„Hol Dir Dein Leben zurück!"
Wie ich mir und meinem Kind ein glückliches, soziales und unabhängiges Leben erschuf.. und wie Du das auch schaffen kannst!

„Sei fit und attraktiv!"
Wie Du aus der Erschöpfung kommst..
und dabei unverschämt gut aussiehst!

Willst Du das Geheimnis wissen, gluecklich und erfolgreich alleinerziehend zu sein?

Bist Du bereit, Deine persönliche Freiheit zu erlangen, Dir und Deinem Kind eine sichere Zukunft aufzubauen und endlich wieder ein soziales Leben zu genießen?

Ich zeige Dir in diesem ersten und einzigen lösungsorientierten Buch, das es für Single-Mamis gibt, die nötigen Schritte, um alleinerziehend endlich glücklich zu sein!

Ich helfe alleinerziehenden Mamis aus Deutschland, Österreich und bis in die Schweiz durch klare und erprobte, leicht anwendbare Schritt-für-Schritt-Anleitungen, es zu wuppen und ein Leben zu leben, um das sie jede Nicht-Alleinerziehende und jede Nicht-Mama durch die Bank weg beneidet.

Dies ist ein Schritt-für-Schritt-Programm, welches..

- Dich in Deine Kraft kommen lässt und aus der Erschöpfung holt.

- Dir Dein soziales Leben zurückgibt, ein besseres und mit noch tieferen Beziehungen und Freundschaften als jemals zuvor.

- Dir die Herrschaft über Deine Finanzen sowie das erfolgreiche Erreichen Deines persönlichen Lebensplanes ermöglicht.

- Dir Klarheit und Struktur gibt, um das tun zu können, was DU willst.

– Dich ein Leben erschaffen lässt, das noch besser ist als vor Deinem Alleinerziehenden-Dasein.

„Ich habe es gestern Nacht noch gelesen und bin begeistert! Das Buch ist tief berührend, voller Power und jeden Cent wert."

- Babsi H. -

„Mit großer Begeisterung habe ich Dein Buch gelesen. Es zeigt klar und deutlich Wege und Lösungen auf, mit denen man arbeiten kann. Ich habe bereits einige Tipps umgesetzt und fühle, dass meine Energie zurückkommt. Voller Tatendrang freue ich mich auf unser neues Leben. Mit Deinen Tipps, kann es jede Mami schaffen, dass sie ihre Göttlichkeit und Großartigkeit wieder erkennt und zu ihrem Vorteil einsetzt. Ganz herzlichen Dank!"

- Michaela aus Aschaffenburg -

„Ich bin so froh Deine Seite entdeckt zu haben. Das Buch kam zum richtigen Zeitpunkt raus, da ich immer wieder verzweifelt war. Es hilft mir, wieder meine Kraft zu erkennen und mich auf das zu konzentrieren, was vor mir und meinem Kind liegt und mich nicht dauernd von dem Negativen runterziehen lassen.«

- Nadine aus Backnang (nähe Stuttgart) -

Kostenloser Report mit meinen 3 besten Tipps direkt in Dein E-Mail-Postfach unter:

www.Alleinerziehend-KlasseMami.de/3-beste-Tipps

6269906R00097

Printed in Germany
by Amazon Distribution
GmbH, Leipzig